天然食材养生宝典

上海市优秀科普作家获奖科普作品

天然食材养生宝典——瓜果

张志华　主编

科学出版社

北京

方》中曰："夫食能排邪而安脏腑，清神爽志以资气血，若能用食平疴，适情遣疾者，可谓上工矣。"这说明用食物治病的医生之医术高明，此法更有利于治疗疾病、康复机体、增强体质、防病抗衰、延年益寿。这也是中医学防治疾病的独特之处，在本书中进一步运用的表现。读者在使用本书中所介绍的"食疗妙方"时，最好针对自己的病情向有关专家或医生咨询一下，以期达到更为安全而有效的食疗效果。

本丛书在策划、主编、写作过程中，承蒙有关颇有造诣的专家热情地指导与支持，在此表示衷心的感谢！由于水平有限，书中疏漏之处在所难免，敬请读者赐教。不胜感谢！参与本书写作的还有：谢玉艳、张质佳、于峻。

本书部分内容源于 2009 年由上海科技文献出版社出版的《瓜果中的灵丹妙药》，深受广大读者的欢迎，出版仅 8 个月全部售完，不得不再加印以供读者之需，曾荣获第二十三届中国华东地区科技出版社优秀科技图书二等奖，书中所蕴涵的丰富的中华民族传统食疗的人文思想与科普创作特点深深吸引了中国台湾地区出版界人士，于 2011 年在中国台湾地区出版繁体字版本。现本书有幸得到科学出版社的青睐出版，为此表示衷心感谢！

张志华

于上海杏林书斋

目录

(导读词)
我国南方多产大冬瓜，北方多产小冬瓜
讲述一段有关冬瓜由来的趣话
冬瓜做馅包包子，"一包"鲜美汤汁，别具风味
常用冬瓜瓤轻擦面部，可使皮肤白净嫩滑

(导读词)
荷兰水果黄瓜，质地脆嫩，水分多，清淡爽口
古代"黄瓜初见比人参，小小如簪值数金"
瓜端带小黄花的黄瓜最为新鲜
黄瓜顶部苦味富含葫芦素C，具有明显的抗癌作用

(导读词)
丝瓜要趁嫩采收，稍大一点，品质变老，不能食用
烹饪丝瓜要保持清淡翠绿之本色，不宜重油、重色
丝瓜的药用价值最高，全身都可入药

(导读词)
南瓜很有人缘，融入世界许多地方的民间风俗之中
“南瓜景”给文人雅士书房增添了不少的闲情雅趣
南瓜营养价值高，可增强肝、肾细胞的再生能力

(导读词)
盛夏，酷热难当，吃苦瓜能增进食欲，有清凉爽口之感
苦瓜有“君子菜”之雅称，与鱼肉同烧，不会把苦味传入
苦瓜含的蛋白质具有生理活性，有利于皮肤新生和创伤愈合
苦瓜含奎宁，可刺激子宫收缩，故孕妇忌食，以免引起流产

(导读词)
葫芦瓜有甜和苦之分，甜者食用，苦者药用
古时多以老熟干燥的葫芦瓜果壳做容器
葫芦瓜含有干扰素诱生剂，可刺激机体产生干扰素

(导读词)
番茄曾被人视为毒果，法国画家揭开了番茄食用之谜
用番茄制馅心，做馅饼、煎饺，清香酸鲜，其味甚美
红番茄的营养价值即高于其他任何颜色的番茄
番茄含有抑制酪氨酸酶的活性物质，可使色素减退或消失

(导读词)
辣椒于明代传入中国，最初只是作为观赏植物
我国最早品尝辣椒的是长江下游一带人们
讲述一段有关“秦辣”由来的传说
辣椒维生素 C 含量高，吃100克辣椒既满足身体需要

(导读词)
茄子富含维生素 PP，具有防止血管破裂的作用
民间有“秋后不食茄子”之说，哮喘、便溏者不宜食用
术前患者忌吃茄子，其某些物质可影响麻醉药分解

(导读词)
菱角是我国一种古老的食物
乾隆曾口谕苏州地方官把"馄饨菱"视为珍品种植
古代文人雅士把菱塘景色视为自己怡情修身之处
鲜食以鲜嫩菱角为佳，煮食则以老菱角为好

(导读词)
相传，清代慈禧太后最喜欢吃的"西瓜盅"
西瓜皮做凉拌菜，清脆爽口，是夏日里价廉物美下酒菜
选购西瓜有三要：一要看、二要掂、三要听
西瓜有清热除烦的"天生白虎汤"之美誉

(导读词)
欧美人喜欢用苹果做水果色拉，脆嫩爽口，营养丰富
欧洲人喜欢用苹果酿酒，制苹果酒或白兰地
苹果营养价值高，有人称其为"大夫第一药"
喝苹果汁可以提高解题和计算能力

(导读词)
汉代上千棵梨树能发家致富
“与千户侯”相同的富有
追根溯源，后世称戏曲界为“梨园界”的由来
讲述我国传统的食疗产品“秋梨膏”的传说
相传，梨曾救治过一位被名医判“死刑”的书生
兰州人却把梨煮熟食，一碗下肚，寒气顿消，暖流通身

(导读词)
新疆无籽葡萄，鲜食甜美，制成葡萄干也不失原来的色香味
葡萄荒山野岭都可栽培，全球年产量近 6 多千万吨，居百果之冠
全球 80% 的葡萄用于酿酒，葡萄酒的年产量为 3 000 多万吨
我国张裕葡萄酒，酒色紫红，味甜微酸，醇香爽口，驰名中外
葡萄含糖量高达 30%，以葡萄糖为主，最容易被人体直接吸收

(导读词)
香蕉是世界上最古老的栽培水果，一年四季都能开花结果
卢旺达农民若没种香蕉，就会有失去朋友、受到歧视的可能
香蕉是世界上受欢迎的水果，享有“智慧之果”的美誉
乌干达人相信吃香蕉，使皮肤光滑，心情愉快，百病不生

(导读词)
柑橘是自古以来的并称，橘、橙、柚、柑、柠檬等都是这个家族
我国的柑橘已遍布世界各国，年产量已均居百果之首
柑橘类水果，是人们喜食的第一大果品
世界上多将柑橘制成果汁，约占果汁 1/3，颜色鲜艳，酸甜可口

(导读词)
叙述一个有关“冰糖葫芦”与宫廷贵妃治病的传说
山楂与蔬菜做成色拉，开胃消食
山楂与水果榨成鲜果汁，酸甜可口
山楂熬煮时应忌用铁器，以免与铁引起不良反应
山楂类食品颜色太红或口感太甜的都可能是不合格食品
山楂有较高的营养和医疗价值，被人们视为“长寿果品”
山楂食后要注意及时漱口，以免对牙齿造成损害

(导读词)
桑葚虽为水果，但被视为野果，随意采吃，也不会有偷吃嫌疑
桑葚营养价值高，是苹果的5～6倍，是葡萄的4倍
桑葚被医学界誉为“21世纪的最佳保健果品”
桑葚有明目、保护视力的作用，可缓解眼睛疲劳与干涩症状

冬瓜——清热解毒、润肺化痰

话说冬瓜

冬瓜，因其老熟后外皮上有一层白霜，故又称为“白瓜”，另因其外形似枕头，故又称“枕头瓜”，为葫芦科植物冬瓜的果实。冬瓜原产于我国南部，种植历史悠久。现在全国各地皆有栽培。冬瓜为一年生蔓生草本植物，花期5～6月，果期6～8月。夏末、秋初，果实成熟时采摘上市，是一种夏秋季供应市场的瓜菜。

冬瓜按其大小可分为大型冬瓜、小型冬瓜两类。我国南方多产大型冬瓜，每个重达15～20千克，在瓜果类蔬菜中可称得上是庞然大物了，如湖南产的龙泉冬瓜、福建产的沙县冬瓜、广东产的青皮冬瓜等。我国北方多产小型冬瓜，其果实较小，每个重0.5～1千克，小巧玲珑，品质也好，如北京产的一串铃冬瓜、吉林产的小冬瓜等。

【典故传说】

有关冬瓜的名称，还有一段有趣的传说。

远古时代，神农氏爱民如子，培育了“四方瓜”，即东瓜、南瓜、西瓜、北瓜，并命令它们各奔所封的地方安心落户，造福于民。结果，南瓜、西瓜、北瓜都到各自受封的地方去了。

唯有东瓜不服从分配，说东方海风大，生活不习惯。神农氏只好让它换个地方，西方它嫌风沙多，北方它怕寒冷，南方它怕炎热，最后去了东方。

神农氏看到东瓜回心转意了，就高兴地说：“东瓜，东瓜，东方为家”。东瓜立刻答道：“是冬瓜不是东瓜，处处都是我的家。”神农氏说：“冬天无瓜，你喜欢叫冬瓜，愿意四海为家，就叫冬瓜吧。”

其实是因为冬瓜于早春寒冷时节播种，夏末收获，可贮藏到冬季食用，再加上冬瓜成熟时，瓜皮上有一些白粉，像冬天的霜雪，所以称之为冬瓜。

宋代文人郑清之曾写一首《冬瓜》诗："剪剪黄花秋后春，霜皮露叶护长身。生来笼统君休笑，腹内能容数百人。"作者寥寥几笔就写出了冬瓜的生态特点。

【烹饪简介】

冬瓜水分含量多，肉质细嫩，清淡爽口，最适宜炖汤，同肉类煮汤，汤味清口鲜美。

夏天，由于暑热食欲欠佳，清淡的冬瓜能消暑养胃、增进食欲，可做番茄冬瓜汤，味酸开胃；也可用虾皮、开洋、咸肉、火腿等，或用高汤、鸭架与冬瓜同煮，都味道极为鲜美，是夏日里深受欢迎的家常菜。

冬瓜与香菇、笋干等素菜烹饪，素净淡雅，清香宜人，是老年人良好的养生菜肴。用冬瓜与鲜肉制成馅心，包包子、烙馅饼，能咬出"一包"鲜美的汤汁，也别具风味。

冬瓜既是餐桌上的大众菜，又能上大雅之席。荆州名菜"冬瓜鳖裙羹"已有千年历史；广东的"鲜虾烩冬瓜"就是当地宴席上的一道名菜；扬州的"冬瓜盅"中外驰名，色如碧玉，呈半透明状，瓜内物料隐现，汤汁清澈，被称为"白玉藏珍"。

选购、保鲜小窍门

选购冬瓜，要以瓜大体重，带白霜，用指甲掐一下，皮较硬、肉质致密，表皮无斑点和外伤者为佳品。

冬瓜切开以后一天吃不完的，可用一张与冬瓜切面大小相同的保鲜薄膜平敷在切面上，这样存放在冰箱内，可保鲜 2～3 天。但是，冬瓜切开后马上要敷上保鲜薄膜，冬瓜切面也不能用水洗，以免污染变质。

【营养价值】

冬瓜的营养价值较高，据测定，每 100 克鲜瓜中含有蛋白质 0.4 克、胡萝卜素 0.04 毫克、硫胺素 0.01 毫克、维生素 B_2 0.02 毫克、维生素 C18 毫克、钙 19 毫克、磷 12 毫克、铁 0.3 毫克、钾 135 毫克、钠 9.5 毫克，还有烟酸、丙醇二酸等物质，这些营养成分对维持人体正常的生理机能有良好的作用，也对人体健康、预防疾病都有重要的意义。

冬瓜中维生素C的含量较高，是番茄的1.2倍。维生素C有祛除色斑、洁白皮肤的美容作用。它能抑制皮肤的黑色素产生，也能使沉着皮肤上的黑色素逐渐消退，可防治黑斑、雀斑及色斑。

冬瓜有“减肥瓜”之美称，是瓜菜中唯一不含脂肪的瓜菜，其所富含丙醇二酸成分，能抑制糖类物质转化为脂肪成分，防止体内脂肪的堆积，还有较强的利尿作用，能增加减肥瘦身的效果。

冬瓜瓤还具有润肌洁肤的美容作用，经常用其轻擦面部，可使皮肤白净嫩滑。

冬瓜子中含有尿酶、葫芦巴碱及组氨酸等成分，有一定的药用价值。据有关研究发现，冬瓜子能提高免疫力，并具有抑制胰蛋白酶活力的作用。

【文献记载】

我国历代医学家把冬瓜视为治病的良药，并根据临床实践对其药用价值进行了研究与论述，现选录如下。

我国现存最早的药物学专著《神农本草经》中载，冬瓜“令人悦泽好颜色，益气不饥，久服轻身耐老”。

南北朝医学家陶弘景在其编撰的《名医别录》中述，冬瓜“主治小腹水胀，利小便，止渴”。

唐代医学家孟诜在其编撰的《食疗本草》中云，冬瓜“益气耐老，除胸心满，去头面热”。

宋代医学家苏颂等在其编撰的《本草图经》中曰，冬瓜“主三消渴疾，解积热，利大、小肠”。

宋代医学家寇宗奭在其编撰的《本草衍义》中云，冬瓜：“患发背及一切痈疽，削一大块置疮上，热则易之，分散热毒气。”

明代医学家兰茂在其编撰的《滇南本草》中言，冬瓜“治痰吼，气喘，姜汤下。又解远方瘴气，又治小儿惊风。润肺消热痰，止咳嗽，利小便”。

清代医学家汪昂在其编撰的《本草备要》中道，冬瓜：“寒泻热，甘益脾，利二便、水肿，止消渴，散热毒、痈肿。”

清代医学家王士雄在其编撰的《随息居饮食谱》中曰，冬瓜“清热，养胃生津，涤秽治烦，消痈行水，治胀满，泻痢霍乱，解鱼、酒等毒。亦治水肿，消暑湿”。

古代的药物学专著《日华子本草》称，冬瓜“除烦，治胸膈热，消热毒痈肿，退痱子”。

古代的药物学专著《本草再新》说，冬瓜“清心火，泻脾火，利湿去风，消肿止渴，解暑化热”。

【适宜应用】

中医学认为，冬瓜性微寒，味甘淡，入肺、大肠、小肠、膀胱经，具有清热解毒、润肺化痰、生津止渴、利水解暑、排脓消肿、益气耐老、减肥美容的功效，适用暑热口渴、痰热咳喘、痤疮、面斑、消渴、水肿、淋病、小便不利、脚气、脱肛、痔疮、疮疡痈肿等病症；并可解鱼毒、酒毒、丹石毒。

冬瓜皮、冬瓜子等也可入药，冬瓜皮以利尿见长，冬瓜子以健脾养颜、止咳化痰见长。我国民间用冬瓜子煎水饮，治疗慢性支气管炎、肺脓肿、肠炎、肺炎等感染性疾病，可获得良好的疗效。

现代医学研究发现，冬瓜可防治慢性支气管炎、肺炎、肺脓肿、肝硬化腹水、各种水肿、肾炎、肥胖症、高脂血症、动脉硬化、高血压、冠心病、糖尿病、癌症等病症。

温馨提醒

冬瓜，热者食之佳，冷者食之瘦人。冬瓜因其性凉，故凡脾胃虚寒易泄泻、大便溏薄、肾虚者慎食为宜；凡尿频、肾脏虚寒、久病滑泄、阳虚肢冷者忌食。冬瓜不宜和补药同食，避免降低补药的滋补功效。冬瓜与鲫鱼、黄鱼相克，不宜一起食用。

冬瓜的食疗功效

近几十年来，国内外有关专家运用现代科学技术对冬瓜进行了各方面的研究，对其的药理研究结果概述如下。

冬瓜具有润肤嫩白、祛斑防皱的美容作用

我国古代医学家认为，冬瓜可使皮肤白净嫩滑的美容作用，如《本草纲目》载，冬瓜瓤“洗面澡身”，可祛黑斑，“令人悦泽白皙”，“久用则面莹如玉”；又如

《日华子本草》载，冬瓜子“去皮肤风剥黑，润肌肤”；再如《集验良方》载，冬瓜子用酒制，“久服，令人肥泽如玉，延年不老”。

有美容专家认为，冬瓜瓤中富含较多的水溶性维生素，具有润泽肌肤、洁白皮肤的美容作用，因而常用冬瓜瓤轻擦面部，可使皮肤白净嫩滑。

据现代药理学研究发现，冬瓜子中所富含的酰甘油、脂肪酸、甾醇类化合物等物质，能抑制皮肤的黑色素产生，也能使沉着皮肤上的黑色素逐渐消退，可防治黑斑、雀斑和色斑，还参与皮肤组织纤维的生理活动，促使胶原蛋白的生成，又能使毛细血管壁的韧性和弹性增强，使皮肤润滑。

因而，将冬瓜子晒干，研为细末，调入牛奶或豆浆之中，每日早、晚各服 1 次，每次 6～10 克，连服 2 个月以上，具有延缓衰老、细腻皮肤、洁白如玉、祛除色斑、增强肌肤弹性、预防面部皱纹的美容作用。

冬瓜具有减肥瘦身的健美功用

据现代药理学研究发现，冬瓜富含丙醇二酸成分，能抑制糖类物质转化为脂肪成分，从而可防止体内脂肪的堆积；同时，冬瓜是瓜菜中唯一不含脂肪的瓜菜，碳水化合物含量低，属清淡食品；另外冬瓜还有较强的利尿作用，能增加减肥瘦身的效果。

冬瓜是我国人民很早就认识到的减肥瘦身佳品，有“减肥瓜”之称。据《神农本草经》载，冬瓜“令人悦泽好颜色，益气不饥，久服轻身耐老。”《食疗本草》云，冬瓜：“热者食之佳，冷者食之瘦人。欲得体瘦轻健者，则可常食之；若要肥，则勿食也。”

由此可见，健康人经常食用冬瓜能预防人体发胖，保持形体健美，肥胖人士每天吃上 1～2 顿冬瓜，具有良好的减肥瘦身的健美功用。

冬瓜具有利尿、排毒、消肿的功效

据现代药理研究发现，冬瓜是高钾低钠的瓜菜，还含有类似于甘露醇的利尿成分，可促进人体泌尿系统排尿量，增加氯化物排出量，将潴留在体内组织间有害有毒的水分排出体外，以免机体组织细胞受代谢毒素损害，维护机体组织的正常生理功能，可达到利尿、排毒、消肿而不伤正气的作用。

因而，冬瓜是一种清热解暑的理想日常食品，健康人常食冬瓜具有利尿、排毒的效果，水肿病、高血压、肾炎水肿、糖尿病等患者常服冬瓜连皮一起煮汤喝，利尿、排毒、消肿效果更为明显，对疾病康复大有裨益。

冬瓜营养保健养生美食

酸辣白玉

原料：嫩冬瓜300克，红辣椒3个，香菜15克，姜末10克。

调料：香醋30克，精盐、味精各适量，香油少许。

制法：(1) 将冬瓜去皮、瓤，洗净，切成小方块，用沸水汆一下，即刻捞起，撒入精盐腌至入味，沥干水分；红辣椒去蒂、籽洗净，切成小块；香菜洗净，切成细末；备用。

(2) 将冬瓜块装盆，加入香菜末、姜末、辣椒、香醋、精盐、味精调好口味，淋上香油，即可食用。

特点：清脆酸辣。

功效：养胃生津、益气轻身，是健美瘦身的首选菜肴。

适应证：单纯性肥胖症、重度肥胖症、高脂血症、冠心病等。

冬瓜烧开洋毛豆

原料：冬瓜300克，开洋30克，毛豆100克，高汤1小碗，香葱15克。

调料：豆油35克，精盐、味精各适量，香油少许。

制法：(1) 将冬瓜去皮、瓤，洗净，切成小块；开洋用黄酒泡软；毛豆剥去豆荚洗净，沥干水分；香葱洗净，切成小段；备用。

(2) 把炒锅烧热后，放入豆油，待油温六成热时，放入毛豆粒煸炒至碧绿后，倒入冬瓜块、开洋，翻炒几下；倒入高汤，开大火煮沸后，改用文火烧至冬瓜熟软，加入精盐、味精调好口味，撒上香葱末，淋上香油，即可趁热食用。

特点：色泽素雅，清淡可口。

功效：清热利水、健脾开胃。

适应证：肥胖症、糖尿病、高脂血症、动脉硬化等。

冬瓜三丝汤

原料：冬瓜200克，水发玉兰笋75克，四川榨菜30克，五香豆腐干2块，上汤350克。

调料：精制豆油、精盐、味精各适量，香油少许。

制法：(1) 将冬瓜去皮、瓤，洗净，切成薄条片；玉兰笋洗净，切成细丝；榨菜洗净，切成细丝；五香豆腐干洗净，切成细丝；备用。

(2) 把锅烧热后，倒入豆油，待油温七成热时，放入冬瓜条、冬笋丝、榨菜丝、五香豆腐干丝煸炒片刻，倒入上汤煮沸 5 分钟，加入精盐、味精调好口味，淋上香油，即可。

特点：鲜香味美。

功效：清热解毒、补虚益气、延年益寿。

适应证：肥胖症、水肿、糖尿病、高脂血症、动脉硬化等。

冬瓜木耳汤

原料：冬瓜 250 克，水发黑木耳 100 克，水发玉兰笋 75 克，生姜 10 克，上汤 350 克。

调料：精制豆油 20 克，精盐、味精各适量，香油少许。

制法：(1) 将冬瓜去皮、瓤，洗净，切成小块；洗净黑木耳沙泥，摘成小朵；玉兰笋洗净，切成薄片；生姜去皮洗净，切成细末；备用。

(2) 把锅烧热后，倒入豆油，待油温七成热时，放入生姜末炝锅，倒入黑木耳、冬瓜块、冬笋片煸炒片刻，倒入上汤加盖煮沸 10 分钟，加入精盐、味精调好口味，淋上香油，即可。

特点：香浓鲜美。

功效：清热解毒、利水消肿。

适应证：肾炎水肿、糖尿病、高血压、冠心病及各种水肿等。

冬瓜小排汤

原料：冬瓜 300 克，猪小排 250 克，火腿 30 克，扁尖笋 50 克，生姜 10 克，香葱 15 克。

调料：精盐、味精各适量，料酒 10 克，香油少许。

制法：(1) 将冬瓜去皮、瓤，洗净，切成小块；猪小排剁成小块、洗净，用开水略烫一下，洗去血水，沥干水分，用少许料酒腌制片刻；火腿用开水烫洗一下，切成小薄片；扁尖笋用清水浸泡半天，再洗净沥干，切成小段；生姜洗净，拍一下；香葱洗净，切成细末；备用。

(2) 先把猪小排块、火腿片、扁尖笋段、生姜放入锅内，倒入适量清水，先用大火煮沸后，改用小火煮至猪小排熟软，放入冬瓜块，再用小火煮至酥软，加入精盐、味精调好口味，撒上香葱末，淋上香油，即可服用。

特点：营养丰富，汤浓味美。

功效：健脾壮骨、清热利水。

适应证：身体虚弱、消瘦少食、倦怠少食、骨质疏松、筋络不舒、便秘等。

冬瓜鲜菇汤

原料：冬瓜 250 克，新鲜蘑菇 100 克，葱姜丝 5 克。

调料：香油 5 克，精盐、味精各适量。

制法：(1) 将冬瓜去皮、瓤，洗净，切成小块；蘑菇洗净，切成薄片；备用。

(2) 用热油将葱姜丝炒出香味，放入蘑菇煸炒几下，倒入适量清水，用大火煮沸后，倒入冬瓜再煮沸片刻，加入精盐、味精调好口味，即可食用。

特点：清香鲜美。

功效：清热解毒，保健抗癌，提高免疫力。

适应证：癌症化疗、放疗及癌症手术后预防癌症转移。

冬瓜康复食疗妙方

方一

适应证：久咳不愈。

妙方：冬瓜皮(干)50 克，鲜者加倍。

用法：将上物放入锅内，倒入 2 碗清水，煎至 1 碗，即可服用。

服用：每日 1 剂，2 次水煎服。

功效：清热解毒、止咳化痰。

方二

适应证：慢性肾炎。

妙方：鲜冬瓜皮 200 克。

用法：将上物放入锅内，倒入 2 碗清水，煎至 1 碗，即可服用。

服用：每日 1 剂，2 次水煎服。

功效：清热解毒、利水消炎。

方三

适应证：糖尿病、暑热烦渴、小便不利等。

妙方：冬瓜 500 克，薏米 30 克。

用法：将冬瓜去皮、瓤，洗净，切成小块，薏米洗净，用清水浸泡半天；放入锅内，倒入 3 碗清水，用文火煎至 1 碗，即可服用。

服用：每日 1 剂，分 2 次食用。也可加精盐调味服用。

功效：清热解暑、健脾利湿。

方四

适应证：妊娠水肿。

妙方：冬瓜皮 30 克，陈皮 10 克。

用法：将上物放入锅内，倒入 2 碗清水，用文火煎至 1 碗，即可服用。

服用：每日 1 剂，2 次水煎服。

功效：清热利水、消肿除湿。

方五

适应证：小儿暑季饮食减少，食欲不振、体重减轻、口渴少尿。

妙方：鲜冬瓜 150 克，百合 20 克，白糖适量。

用法：将冬瓜切片，与百合同入锅，加水适量，大火煮沸，改小火煮至冬瓜烂时，加入白糖。

服用：每日 1 剂，分多次服完，喝汤吃冬瓜及百合。

功效：清热解毒、润肺消暑。

方六

适应证：荨麻疹。

妙方：冬瓜皮 60 克。

用法：将上物放入锅内，倒入 2 碗清水，用文火煎至 1 碗，即可服用。

服用：每日 1 剂，2 次水煎服。

功效：清热解毒、收敛止痒。

黄瓜 ——清热解毒、减肥抗癌

话说黄瓜

黄瓜又称胡瓜、王瓜等，为葫芦科植物黄瓜的果实。黄瓜栽培历史悠久，也是世界性蔬菜，广泛种植于热带和温带地区。黄瓜为一年生蔓生或攀援草本植物，一般嫩果在雌花开后7～15天采收。黄瓜是一种夏秋季供应市场的瓜菜，我国许多地区用塑料大篷进行温室栽培，已做到全年供应市场。

黄瓜按其外形可分为刺黄瓜、鞭黄瓜和秋黄瓜三个品种。刺黄瓜表面有十条突起的纵棱和较大的果瘤，瘤上长有白色刺毛，其肉质脆嫩，味清香，品质好，最宜生食。鞭黄瓜呈长棒形，是黄瓜中瓜条最长的品种，风味品质次于刺黄瓜，宜生食也宜熟食。秋黄瓜瓜面有小棱和刺毛，水分多，肉质脆，品质一般，可生食或熟食。现在，上海引种的一种荷兰水果黄瓜，这种黄瓜表面光滑，质地脆嫩，水分多，清淡爽口，一般超市都有供应，很深受消费者欢迎。

【历史概述】

黄瓜原产于印度，汉代张骞出使西域，把黄瓜种带回中国，故有胡瓜之称，后因封建帝王避讳的缘故，把胡瓜改名为黄瓜。

从此以后，黄瓜就在朝野之中传开了。到了唐宋时期，黄瓜已成为达官贵人餐桌上的佳品。当时主要种植春黄瓜、架黄瓜和旱黄瓜，其中春黄瓜在露地瓜果类蔬菜中是上市较早的蔬菜。

春天蔬菜短缺时，如能吃上一盘黄瓜菜就更鲜美了。正如宋代爱国诗人陆游咏诗道："白色黄瓜上市稀，盘中顿觉有光辉。"过去，春黄瓜虽然能给餐桌增辉添色，但价钱十分昂贵，有"元旦进椿芽、黄瓜，一菜一瓜几吊千钱"之说。

清朝文人李静山在《增补都门杂咏》中写道："黄瓜初见比人参，小小如簪值数金。微物不能增寿命，万钱一食是何心？"可见当时春黄瓜的珍贵。

现在，我国农业栽培技术发展迅速，暖棚栽培的反季节蔬菜产量逐步提高，早春时节吃一盘凉拌黄瓜不要再花费数金，花几元钱就能买到，足够一家人饱口福了。

【烹饪简介】

黄瓜脆嫩清香，可生食、凉拌、炒食、做汤、腌渍、酱制等。

生食黄瓜清香脆美，既生津止渴，又能为机体提供一些生物活性营养素，所含的蛋白酶有助于人体对蛋白质的消化吸收，所以有一些老人和儿童在炎热夏日，喜欢把黄瓜当作水果食用，有利于人体健康。

蒜泥黄瓜、皮蛋黄瓜、醋溜黄瓜、黄瓜拌海蜇、黄瓜拌粉皮都十分清香爽口，是简单的家常菜。喜欢吃西餐的人还可用黄瓜做色拉，把黄瓜洗净，切丁，加入精盐、味精、胡椒粉，淋上色拉油，不仅色味佳美，而且风味独特。

用黄瓜与猪肉一起炒食，最好用老黄瓜，将老黄瓜去皮，切片或切丁，味道很不错。讲究一点还可做瓤黄瓜，挖去瓜瓤，填入馅料，煮热至熟，别具风味。冬季和早春用黄瓜做汤，有特别宜人的清香，诱人胃口大开。

用黄瓜做酱菜，风味别具一格，如扬州三和酱菜厂的传统产品“罐装乳黄瓜”，山西临猗的“酱黄瓜”，风味迥异。北方人除了喜食酱黄瓜之外，还喜食一种虾油黄瓜，喝粥时十分鲜美。

选购小窍门

选购黄瓜，要以瓜身挺拔，刺小而密，质地脆嫩，颜色发绿、发黑的，手觉瓜条“硬邦邦”，瓜条上下均匀，无大肚现象，如瓜端带小黄花者最为新鲜。相对来说看上去细长均匀且把短、个头小的黄瓜口感较好。肚大、刺大稀疏、表面平滑、浅绿色的黄瓜并不好吃。

【营养价值】

黄瓜的营养价值较高，每 100 克鲜瓜中含有蛋白质 0.8 克、钾 102 毫克、钙 19 毫克、磷 33 毫克、铁 1.1 毫克、胡萝卜素 0.3 毫克、硫胺素 0.04 毫克、核黄素 0.4 毫克、烟酸 0.3 毫克、维生素 C 11 毫克、维生素 E 0.49 毫克，还含有半乳糖、甘露糖、果糖、咖啡酸、绿原酸、丙醇二酸、多种游离氨基酸以及挥发油、葫芦素、黄瓜酶等成分。

黄瓜蛋白质中所含的精氨酸等人体必需的氨基酸，幼儿常食能促进肌肉组织的生长发育，成人常吃时保持肌肉弹性和防止血管硬化有一定的作用，也对肝病患者的康复很有益处。

黄瓜所含的钾盐十分丰富，具有加速血液新陈代谢、排泄体内多余盐分的作用，故肾炎、膀胱炎患者生食黄瓜，对机体康复有良好的效能。

黄瓜所富含的水溶性维生素及其他成分，有美容皮肤的作用，还可防治皮肤色素的沉着。

黄瓜所含的丙醇二酸，有抑制糖类物质在机体内转化为脂肪的作用，尤其是黄瓜中含有的细纤维素，可以降低血液中胆固醇、三酰甘油的含量，促进肠道蠕动，加速废物排泄，改善人体新陈代谢。因而，肥胖症、高脂血症、高血压、冠心病、糖尿病等患者常吃黄瓜既可减肥、降血脂、降血压、又可使体型健美，防治疾病的功用。

黄瓜藤具有明显的直接扩张血管、减慢心率、降低胆固醇和降血压作用，且无不良反应。

由此可见，黄瓜浑身都是宝，不仅具有较高的营养价值，而且还具有良好的药用价值，是热病、肥胖症、高脂血症、高血压、冠心病、糖尿病、水肿、癌症等患者首选的康复食品。

【文献记载】

我国历代医学家把黄瓜视为治病的良药，并根据临床实践对其药用价值进行了研究与论述，现选录如下。

元代医学家吴瑞在其编撰的《日用本草》中曰，黄瓜“除胸中热，解烦渴，利水道。”

明代医学家兰茂在其编撰的《滇南本草》中言，黄瓜“解痉癖热毒，清烦渴”。

清代医学家黄宫绣在其编撰的《本草求真》中谓，黄瓜“气味甘寒，能清热利水”。

古代地方药物学专著《陆川本草》载，黄瓜“治热病身热，口渴，烫伤”。

【适宜应用】

中医学认为，黄瓜性凉、味甘，入肺、胃、大肠经，具有清热解毒、生津止渴、利水除湿、镇痛、滑肠等功效，适用目赤、风热眼疾、咽喉肿痛、热病烦渴、小儿积食、热痢吐泻、湿热黄疸、水肿腹胀、四肢水肿、小便不利、肾炎水肿、汗斑、火烫伤等病症。

现代医学研究发现，黄瓜可防治黄疸、各种水肿、肾炎水肿、肥胖症、高脂血症、动脉硬化、冠心病、高血压、糖尿病、癌症等病症。

据有关实验证实，黄瓜顶部的苦味中富含葫芦素C的成分，具有明显的抗癌作用。

温馨提醒

黄瓜因性凉，故凡胃寒泄泻、久泄体虚、腹痛吐泻、虚肿、脚气等患者不宜食用，以免加重病情；黄瓜还富含水杨酸类成分，多动症小孩应予以忌食；凡脾胃虚弱、腹痛腹泻、溃疡病、结肠炎、肺寒咳嗽、慢性支气管炎等属虚寒者，也少食为宜。

蔬菜水果中维生素C含量越多，会被黄瓜中的分解酶破坏的程度就越严重，所以黄瓜不能与山楂及维生素C含量较多的蔬菜水果同食，如芹菜、辣椒、柑橘等，以免维生素被分解、破坏。

另外，患有肝病、肠胃病、高血压、心血管病等患者不宜食用腌黄瓜，因腌黄瓜盐分高，食之易加重病情。

黄瓜的食疗功效

近几十年来，国内外有关专家运用现代科学技术对黄瓜进行了各方面的研究，对其药理研究结果概述如下。

黄瓜是润肌、防皱、祛斑的美容瓜果

据美容专家研究认为，黄瓜所富含的维生素C、维生素E、黄瓜酶及其他营养成分，是人体内重要的抗氧化剂，有很强的生物活性，能有效地促进机体的新陈代谢，可润泽肌肤，预防皱纹，抑制黑色素产生，使沉着于皮肤上的黑色素逐渐消退，并可防治黑斑、雀斑及色斑。

欧美一些国家称黄瓜为“瓜果中的美容剂”，常用黄瓜末做面膜敷脸，有润泽肌肤，舒展皱纹的作用，可有效地缓解皮肤老化，减少皱纹的产生；也用黄瓜汁来清洁和保护皮肤。

美国营养专家研究发现，黄瓜具有润肌、防皱、祛斑的美容作用，但吃整根黄瓜的美容效果没有喝黄瓜汁的效果好，如果每天喝 1 杯黄瓜汁还能够起到防止头发脱落和指甲劈裂的作用，并可防治唇炎、口角炎，甚至于还可以增强人的记忆力，有健脑安神，辅助治疗失眠的作用。

黄瓜具有减肥降脂、瘦身健美的功用

黄瓜是一种天然的减肥降脂、瘦身健美的食品。据现代药理学研究发现，黄瓜中所富含的丙醇二酸，可以抑制糖类物质转化为脂肪，防止体内脂肪的堆积。黄瓜还富含膳食纤维，能促使胃肠蠕动，加快食物和食糜迅速通过小肠，可有效地减少小肠对各种物质的吸收，特别是可减少小肠对脂肪的消化吸收，可减少脂肪在人体内的沉积。此外，膳食纤维既可产生饱腹感，又不影响正常的葡萄糖吸收和胰岛素的释放，使机体维持正常的生理功能，从而起到减肥降脂、瘦身健美的功用。

因此，常食黄瓜可减肥瘦身、防止人体发胖，保持健美苗条的形体。但是，一定要吃新鲜黄瓜减肥，千万不要吃腌黄瓜，因为腌黄瓜含盐量较高，味道鲜美，开胃增食，反而容易引起身体发胖。

黄瓜是糖尿病患者的康复佳品

据现代药理研究发现，黄瓜中所含有铬等微量元素，能促进胰腺分泌，控制血糖的升高，具有保持人体血糖稳定的作用；黄瓜中还含有木糖醇、甘露糖、葡萄糖苷等物质，不参与通常的糖代谢，可代替淀粉类食物充饥，血糖非但不会升高，甚至会降低，有降低血糖的作用。

因而，黄瓜是糖尿病患者的康复佳品，常食对保持血糖稳定有益。

黄瓜具有保肝、预防酒精中毒的功能

据现代药理研究发现，黄瓜中所含的丙氨酸、谷氨酸、精氨酸等多种氨基酸，有促进肝细胞再生、保护肝脏的作用。黄瓜还有增强人体新陈代谢，有助于排泄潴留在体内有害有毒的物质，从而起到保肝、预防酒精中毒的功能。还有治疗慢性肝炎和迁延性肝炎的作用。

据有关报道，国外曾用丙氨酸、谷氨酸治疗酒精性肝硬化，获得良好疗效。由此可见，嗜酒者、肝炎、肝癌患者常食黄瓜对保护肝脏、预防酒精中毒、疾病康复具有重要的意义。

黄瓜是利尿消肿、排除毒素的佳品

据现代药理研究发现，黄瓜富含钾盐，是高钾低钠的瓜菜，具有增强泌尿系统排尿功能，加速血液新陈代谢，有助于排泄体内多余的钠盐，清除血液中如尿酸一些具有潜在危害人体健康的代谢毒素，具有维护人体组织细胞的正常生理功能，以免机体组织受到损害的作用。

我国历代医学家认为，黄瓜是利尿消肿、清热解毒的良药，对治疗水肿腹胀、四肢水肿、小便不利、肾炎水肿等病症，均有良好的疗效。因此，黄瓜是利尿消肿、排除毒素的佳品。

黄瓜有抗癌、预防消化道癌症的作用

据现代药理研究发现，黄瓜所富含的葫芦素C，具有增强人体免疫功能，促进体内巨噬细胞吞噬癌细胞的活力，提高人体防癌、抗癌的功用，有助预防食道癌、胃癌、肝癌等消化道癌症，并对原发性肝癌患者有延长生存期的作用。

因而，中老年人常食黄瓜对预防消化道癌症有重要意义。

黄瓜营养保健养生美食

酸奶黄瓜

原料：黄瓜300克，番茄100克，香菜10克，洋葱末20克，酸奶250克。

调料：白醋10克，白糖15克，精盐、味精各适量。

制法：(1) 将黄瓜洗净，切成小块，撒上洋葱末、精盐、味精拌匀，腌至入味；番茄洗净，用开水烫泡后剥皮，切成小块；香菜洗净，切成细末；备用。

(2) 把黄瓜块、番茄块放入碗内，倒入酸奶、白醋、白糖、精盐、味精拌匀，调好口味，加盖放入冰箱冷藏30～50分钟。食用时，撒上香菜末，即可食用。

特点：酸咸爽口。

功效：清热解毒、健脾开胃。

适应证：身热烦渴、肥胖症、糖尿病、高脂血症、动脉硬化、癌症等。

拌鲜腌黄瓜

原料：鲜嫩黄瓜 300 克，腌黄瓜 60 克，泡红辣椒 1 个，大蒜 15 克。

调料：香油 5 克，香醋 30 克，精盐、味精各适量，胡椒粉少许。

制法：(1) 将黄瓜洗净，切成小块，加入精盐腌 30 分钟，沥干；腌黄瓜用凉开水洗净，切成小丁；泡红辣椒去蒂、籽，洗净，切成细末；大蒜去皮、洗净，切成细末；备用。

(2) 把锅烧热后，倒入香油，烧至油温六成时，放入红辣椒末、大蒜末炒出香味，加入腌黄瓜丁再炒几下，加入香醋、精盐、味精炒匀，即成调味料，备用。

(3) 把黄瓜块放入盆内，倒入调味料拌匀调好口味，即可食用。

特点：酸中带辣，别具风味。

功效：清热解毒、健脾开胃、抗癌减肥。

适应证：热病烦渴、肥胖症、糖尿病、高脂血症、湿热黄疸、癌症等。

凉拌多味黄瓜

原料：鲜嫩黄瓜 300 克，泡红辣椒 1 个，大蒜 15 克，生姜 10 克。

调料：香油 5 克，白糖 50 克，香醋 20 克，精盐、味精各适量，花椒油少许。

制法：(1) 将黄瓜洗净，切成小块，加入精盐腌 20～30 分钟，沥干水分；泡红辣椒去蒂、籽，洗净，切成细末；大蒜去皮、洗净，切成细末；生姜洗净，切成细末；备用。

(2) 把黄瓜块、红辣椒末、大蒜末、生姜末放入碗内，倒入白糖、香醋、精盐、味精拌匀，调好口味，加盖放入冰箱冷藏 30～40 分钟。

(3) 食用时，淋上香油、花椒油，即可食用。

特点：酸甜辣咸，风味独特。

功效：清热解毒、开胃消食、抗癌减肥。

适应证：肥胖症、高脂血症、糖尿病、四肢水肿、肾炎水肿、癌症等。

欧式鲜奶黄瓜

原料：黄瓜 250 克，番茄 100 克，洋葱 20 克，鲜奶 50 克。

调料：白醋 15 克，白糖 50 克，精盐、味精各适量。

制法：(1) 将黄瓜洗净，切成小块，精盐、味精拌匀腌至入味；番茄洗净，用开水烫泡后剥皮，切成小块；洋葱洗净，切成细末；备用。

(2) 把黄瓜块、番茄块放入碗内，倒入鲜奶、白醋、白糖、精盐、味精拌匀，调好口味，加盖放入冰箱冷藏 30～40 分钟。

(3) 食用时，撒上洋葱末拌匀，即可食用。

特点：奶香酸甜，欧式风味。

功效：消暑开胃、降脂减肥。

适应证：身热烦渴、肥胖症、高脂血症、动脉硬化、糖尿病、高血压、水肿、癌症等。

德式黄瓜拌洋葱

原料：黄瓜 350 克，洋葱 75 克，鲜奶 50 克。

调法：白醋 15 克，白糖 50 克，精盐、味精各适量，胡椒粉少许。

制法：(1) 将黄瓜去皮、洗净，切成半圆片，精盐、味精拌匀，腌至入味；洋葱洗净，切成细末；备用。

(2) 把黄瓜片放入碗内，倒入白醋、白糖、精盐、味精拌匀，调好口味，加盖放入冰箱冷藏 30～40 分钟。

(3) 食用时，撒上洋葱末、胡椒粉拌匀，即可食用。

特点：清香爽口，德国风味。

功效：清热排毒、润肤美容、降脂减肥。

适应证：肥胖症、高脂血症、动脉硬化、高血压、糖尿病、癌症等。

黄瓜康复食疗妙方

方一

适应证：酒醉呕吐。

妙方：黄瓜 2 根，生姜 10 克。

用法：将黄瓜、生姜洗净，切成小块，用榨汁机榨取原汁，即可。

服用：随意饮用。

功效：解酒、和胃、止呕。

方二

适应证：高脂血症。

妙方：黄瓜皮25克，莴笋皮30克，白萝卜150克。

用法：将上物放入锅内，倒入两碗清水，煎至一碗，即可服用。

服用：每日1剂，2次水煎服，连服7～10天。

功效：降低血脂、软化血管。

方三

适应证：肾炎性水肿。

妙方：黄瓜、冬瓜各150克，蜂蜜少许。

用法：将黄瓜洗净、冬瓜去皮，切成小块，放入榨汁机内榨取原汁，调入蜂蜜拌匀，即可服用。

服用：每日2剂，每剂1次饮完。现做现饮，以免变质。

功效：清热解毒、利水消肿。

方四

适应证：泌尿系结石。

妙方：黄瓜100克，芥菜500克。

用法：将黄瓜、芥菜洗净，切成小块，放入锅内，加入2碗清水，煎至1碗，即可服用。

服用：每日1剂，2次水煎服。

功效：清热解毒、利水化石。

方五

适应证：麻疹。

妙方：黄瓜叶20克，芹菜叶15克。

用法：将上物放入锅内，倒入2碗清水，煎至1碗，即可服用。

服用：每日1剂，2次水煎服。

功效：清热、解毒、透疹。

方六

适应证：小儿痱子。

妙方：新鲜黄瓜 1 根。

制法：将黄瓜洗净，切成大片，备用。

用法：每日 3 次，先用温热水洗净患处，再用黄瓜片擦抹患处。

功效：清暑热、润肌肤、祛痱子。

丝瓜——清热凉血、行血通脉

话说丝瓜

丝瓜又称布瓜、锦瓜，为葫芦科植物丝瓜的果实。丝瓜原产印度尼西亚，大约公元6世纪初传入我国。现在全国各地均有栽培，丝瓜为一年生攀援草本植物，嫩丝瓜于夏、秋间采摘供应市场，成为一种夏令瓜菜。

丝瓜通常有普通丝瓜和有棱丝瓜两种，一般地区多栽培普通丝瓜，华南地区多栽培有棱丝瓜。著名的丝瓜品种有：上海的香丝瓜、湖南的肉丝瓜、云南的线丝瓜、广东的青皮丝瓜等。丝瓜要趁嫩采收，稍大一点，品质变老，就不能食用了。丝瓜老熟后，瓜瓤变成细致纤维，很柔韧，叫丝瓜络，剥去瓜皮，除去瓜子，可代替海绵洗浴擦身、洗刷器物。

【诗文欣赏】

丝瓜是人们喜爱的瓜菜，历代文人留下不少有关丝瓜的诗句。如"数日雨晴秋草茂，丝瓜延上瓦墙生"，描写了丝瓜攀缘生长的情景；"黄花褪来绿身长，白结丝包困晓霜；虚瘦得来成一捻，刚偎人面染指香"，则描写丝瓜老熟果实内结成纵横交错的纤维。

我国农村，许多家庭都喜欢在院子里种些丝瓜，任其沿墙蔓生或搭成棚架让其顺棚爬去，枝繁叶茂，黄花绿瓜，垂棚而生。农夫在瓜棚内纳凉、休息，能不断收些鲜嫩丝瓜一饱口福，颇有一番田园情趣。

【烹饪简介】

鲜嫩丝瓜，清香嫩肥，多汁微甜，可凉拌、炒食、做汤。

夏日做一盆凉拌丝瓜，简单又方便，将丝瓜切片，用开水氽一下，加入酱油、味精、麻油拌匀，清香鲜嫩，爽口解暑。

丝瓜无论炒素，还是与荤菜搭配，均能烹饪出风味各异的菜肴，如"丝瓜炒香菇”，馥郁清口；“丝瓜炒开洋”，味道十分鲜美；“丝瓜炒火腿”，红绿相映，十分鲜美诱人。

用丝瓜做汤，汤清瓜绿，鲜艳美观，既可补充身体水分，又可开胃增食，是夏季可口的营养菜汤。

烹饪丝瓜，要保持它的清淡爽口特点，油腻不宜过重，以免抢味，最好不用重色，不宜加酱油、豆瓣酱等口味较重的调料，保持其色泽翠绿之本色。丝瓜汁水丰富，宜现切现做，以免营养成分随汁水流失。

选购小窍门

选购丝瓜，要以瓜身“硬邦邦”，手捏瓜柄较硬，瓜条上下均匀，两头一样粗，不要选瓜身局部肿大的。一般带花、有光泽、绿皮肉嫩的丝瓜为新鲜佳品。如瓜身发软、表皮无光泽且纹理会产生黑色条纹者为不新鲜的，或老的丝瓜。

【营养价值】

丝瓜是瓜类蔬菜中营养价值较高的一种，据现代营养成分测定，每100克鲜瓜中含有蛋白质1.5克、脂肪0.1克、核黄素0.06毫克、维生素$B_1$0.5毫克、维生素C 8毫克、钙14毫克、磷29毫克、钾115毫克，还含有皂苷、丝瓜苦味质、大量黏液质、瓜氨酸、木聚糖、干扰素等特殊物质，对人体具有特殊的生理作用。

丝瓜所含的蛋白质比冬瓜、黄瓜高1～2倍，所含的钙是其他瓜菜的1～2倍。丝瓜中维生素C含量较高，故可用于治坏血病。所含的维生素B_1也不少，对小儿大脑发育及中老年人保持大脑健康有好处。

据现代医学研究发现，丝瓜所含的皂苷类物质，有一定的强心作用；所含的丝瓜苦味质、大量黏液质、瓜氨酸、木聚糖等成分有良好的排毒祛痰、止咳平喘的作用，可防治哮喘、支气管炎、产后乳汁不通、肝硬化腹水、癌症等病症。

丝瓜所含的干扰素诱生剂，能刺激人体产生干扰素，有抗病毒、防癌抗癌的作用。但干扰素诱生剂不耐高温，遇热易遭破坏，故炒食丝瓜时不要烧得过熟。

【文献记载】

我国历代医学家把丝瓜视为治病的良药，并根据临床实践对其药用价值进行了研究与论述，现选录如下。

明代著名的医药学家李时珍在所著的《本草纲目》中言，丝瓜“煮食除热利肠。老者烧存性服，去风化痰，凉血解毒，杀虫，通经络，行血脉，下乳汁；治大小便下血，痔漏崩中，黄积疝痛卵肿，血气作痛，痈疽疮肿，痘疹胎毒”。

明代医学家陈嘉谟在所编撰的《本草蒙筌》中曰，丝瓜“治痘疮脚痛，烧灰，敷上”。

明代医学家李梴在所编撰的《医学入门》中云，丝瓜“治男妇一切恶疮，小儿痘疹余毒、并乳疽、疔疮”。

汪连仕在《采药书》中道，丝瓜络“治妇人白带血淋，膨胀积聚，一切筋骨疼痛”。

古代地方药物学专著《陆川本草》载，丝瓜“生津止渴，解暑除烦。治热病口渴，身热烦躁”。

【适宜应用】

中医学认为，丝瓜性凉、味甘，入肺、肝、胃经，具有清热化痰、凉血解毒、凉血止血、通经络、行血脉、美容、抗癌之功效，适应痰喘咳嗽、哮喘、百日咳、腮腺炎、咽喉炎、热病烦渴、乳汁不通、胸胁痛、筋骨酸痛、水肿、血经闭止、血崩不止、肠风痔漏、疔疮痈肿、无名肿毒、便血、痔疮出血等病症。

丝瓜的药用价值最高，全身都可入药。丝瓜叶有清热祛暑、解毒止血的功用，可治暑热烦渴、咽喉肿痛、创伤出血、疔疮痈疽等症；丝瓜藤有止咳化痰、舒筋活血、解毒杀虫的功用，可治咳嗽痰多、腰膝酸痛、肢体麻木、月经不调等症；丝瓜络有通经活络、解毒消肿的功用，可治胸胁疼痛；风湿痹痛，经脉拘挛等症；丝瓜子有清热利水、通便驱虫的功用，可治肺热咳嗽、水肿、便秘、蛔虫病等症。

现代医学研究发现，丝瓜可防治哮喘、支气管炎、肝硬化腹水、蛔虫病、癌症等病症。

据现代药理学研究发现，丝瓜有祛痰、止咳、平喘、抗菌、抗病毒、抗过敏的作用。

温馨提醒

丝瓜因性寒滑，故脾胃虚寒、慢性腹泻者应慎食。丝瓜性凉，多食易伤脾胃、易致泄泻、损人阳气。古人认为，多食丝瓜易致阳痿、滑精等病。丝瓜与白萝卜相克，不宜同食，否则伤元气。

丝瓜的食疗功效

近几十年来，国内外有关专家运用现代科学技术对丝瓜进行了各方面的研究，对其药理研究结果概述如下。

丝瓜汁是天然的美容佳品

据有关报道，日本女作家林平英子，虽然年过八届，但她青春永驻，面部肌肤洁白、细腻，没有皱纹、色斑。她的美容秘诀就是每天早晨用纱布蘸丝瓜汁涂抹面部，几十年如一日，也不用任何化妆品。

据日本专家研究认为，丝瓜汁中所含的B族维生素有防止皮肤老化的作用，所含的维生素C有增白皮肤、防止皮肤色素沉着的功用。所以丝瓜汁是不可多得的天然美容佳品，具有延缓皮肤老化、保持皮肤弹性、预防皮肤皱纹、洁白皮肤、细腻肌肤、消除斑块的特殊美容作用，故“天然美人水”之美称。

摄取丝瓜汁的方法：在丝瓜藤茎高于地面60厘米处剪断藤茎，将藤茎插入1个洗净的玻璃瓶内，藤茎在瓶内要向下弯曲，瓶口应用纱布、胶布密封。一般一昼夜可摄取丝瓜汁约500毫升，要放入冰箱内冷藏备用；也可按10%的比例调入甘油和医用酒精，用纱布过滤后即可。

丝瓜藤是防治哮喘、支气管炎的“灵丹”

据现代药理学研究发现，丝瓜藤煎剂对呼吸道常见细菌有抑制作用，对肺炎球菌作用稍强，还有镇咳、止咳、祛痰、平喘作用，有明显增加呼吸道排泌酚红的作用，对组胺致喘有一定的预防作用。

由此可见，丝瓜藤具有抗菌、镇咳、止咳、祛痰、平喘的作用，治疗呼吸道疾病有良好疗效，是防治哮喘、支气管炎的“灵丹”。

丝瓜具有抗病毒、防脑炎的明显功用

据现代药理学研究发现，鲜嫩丝瓜提取物具有抗病毒，对小鼠皮下感染乙型脑炎病毒有显明显的预防作用。有关专家认为，这是嫩丝瓜中所含的干扰素诱生剂所起的作用，其有效成分是多糖和核酸。因而，在乙型病毒性脑炎流行时，多吃丝瓜对预防脑炎具有重要的意义。

丝瓜具有抗过敏、防过敏性疾病的明显功效

据现代药理学研究发现，丝瓜人工培养液提取到一种具抗过敏性物质的泻根醇酸，不仅具有与甘草次酸几乎相同的抗过敏作用，而且还显示比其强几倍的抑制小鼠耳触性Ⅳ型过敏性作用，对组胺、血清素或舒缓激肽所引起的小鼠足趾肿胀，具有很强的抗过敏效果。因而，过敏体质的人多吃丝瓜，对预防过敏性疾病大有裨益。

丝瓜具有防癌、抗癌的作用

据现代药理学研究发现，丝瓜所含有的干扰素诱生剂，对人体细胞表面的干扰素受体有高度亲和力，它能与受体相互作用，可激发细胞合成更多的新的干扰素，产生多种效应蛋白，增强免疫调节功能，抑制肿瘤生长的作用，从而发挥防癌、抗癌、抗病毒作用。

据有关动物实验证明，干扰素诱生剂能抑制多种致癌性 DNA 病毒和 RNA 病毒，从而抑制病毒诱发的肿瘤生长。干扰素诱生剂自从 1957 年发现至今已 30 余年，进入临床试用已近 20 年。初期用于治疗病毒性疾病，继而扩大到治疗恶性肿瘤。干扰素诱生剂多用于治疗慢性乙型肝炎、带状疱疹等病毒性感染，也用于治疗骨肉瘤、白血病、多发性骨髓瘤等各种肿瘤。

人体从丝瓜摄取干扰素诱生剂，是防癌、抗癌、抗病毒的最佳选择，但是，干扰素诱生剂不耐高温。因而，丝瓜不宜烧得过熟，以免破坏干扰素诱生剂的活性，失去抗病毒、防癌抗癌的功效。

丝瓜营养保健养生美食

火爆丝瓜

原料：丝瓜 300 克，泡红辣椒 1 个，香葱、大蒜各 15 克。

调料：豆油 25 克，白糖 15 克，精盐、味精、香油各少许。

制法：(1) 将丝瓜去皮、洗净，切成条块；泡红辣椒去蒂、籽，洗净，切成粗丝；香葱洗净，切成细末；大蒜去皮、洗净，切成细末；备用。

(2) 把锅烧热后，倒入豆油，烧至油温六成时，放入丝瓜条炸至黄色，捞出沥油。

(3) 锅内留有余油，放入辣椒丝、香葱末、大蒜末爆锅，倒入炸过的丝瓜条爆炒片刻，加入白糖、精盐、味精炒匀调好口味，淋上香油，即可。

特点：鲜嫩、香辣、味美。

功效：清暑热、通经络、行血脉。

适应证：咽喉炎、哮喘、热病烦渴、乳汁不通、筋骨酸痛、血经闭止、癌症等。

川味丝瓜

原料：丝瓜 250 克，甜椒 2 只，四川榨菜 30 克，泡红辣椒 1 个，香葱、大蒜各 15 克。

调料：豆油 25 克，精盐、味精、红油各少许。

制法：(1) 将丝瓜去皮、洗净，切成细丝；甜椒去蒂、籽，洗净，切成细丝；榨菜洗净，切成细丝；泡红辣椒去蒂、籽，洗净，切成细丝；香葱洗净，切成细末；大蒜去皮、洗净，切成细末；备用。

(2) 把锅烧热后，倒入豆油，烧至油温六成时，放入辣椒丝、香葱末、大蒜末炒出香味，倒入丝瓜丝、甜椒丝爆炒片刻，加入精盐、味精调好口味，淋上红油，即可。

特点：香辣、脆嫩、味美。

功效：开胃化食、行脉通络。

适应证：胸胁痛、筋骨酸痛、乳汁不通、血经闭止、癌症等。

丝瓜拌香菜

原料：丝瓜 200 克，香菜 50 克，大蒜 10 克。

调料：香油 5 克，精盐、味精各适量。

制法：(1) 将丝瓜去皮、洗净，切成小块，用沸水氽一下，捞起沥干；香菜洗净，切成小段；大蒜去皮、洗净，切成细末；备用。

(2) 将丝瓜块、香菜段、放入盆内，加入大蒜末、酱油、精盐、味精拌匀，调好口味，淋上香油，即可服用。

特点：香脆、鲜美、爽口。

功效：清热解毒、凉血抗癌。

适应证：痰喘咳嗽、哮喘、百日咳、腮腺炎、咽喉炎、热病烦渴、乳汁不通、癌症等。

醋溜丝瓜

原料：丝瓜 300 克，大蒜 10 克。

调料：豆油 15 克，香醋 20 克，白糖 20 克，精盐、味精各适量，香油、花椒粒各少许。

制法：(1) 将丝瓜洗净，切成菱形块；大蒜去皮、洗净，切成细末；备用。

(2) 把锅烧热后，倒入豆油，待油温五成热时，放入大蒜末、花椒粒炸至黑色，捞出花椒粒，放入丝瓜块，用大火快速煸炒片刻，加入白糖、烹上香醋，加入精盐、味精调好口味，淋上香油，即可服用。

特点：酸甜爽口，别具风味。

功效：健脾胃，通经络，行血脉，抗癌症。

适应证：哮喘，支气管炎，肝硬化腹水，筋骨酸痛，过敏性体质，各种癌症化疗、放疗等。

丝瓜炒香菇

原料：鲜嫩丝瓜 200 克，鲜香菇 100 克，香葱 10 克。

调料：精制豆油 20 克，精盐、味精各适量，香油少许。

制法：(1) 将嫩丝瓜去皮、洗净，切成小块；选择小圆香菇，去根洗净；香葱洗净，切成细末；备用。

(2) 将锅烧热后，倒入豆油，待油温七成热时，放入香菇煸炒至熟软，盛起；再倒入适量豆油，待油温七成热时，放入丝瓜块用大火快速煸炒几下，倒入香菇丝翻炒片刻，加入精盐、味精，调好口味，淋上香油，即可服用。

特点：清香鲜嫩。

功效：清热毒、通经络、散瘀结。

适应证：各种肿瘤、癌症化疗、放疗及癌症手术后预防癌症转移。

丝瓜番茄蛋汤

原料：鲜嫩丝瓜 1 根，新鲜番茄 2 个，鸡蛋 1 个，香葱 5 克。

调料：豆油 20 克，番茄酱 10 克，白糖 5 克，精盐、味精各适量，白醋少许。

制法：(1) 将丝瓜去皮、洗净，切成小块；番茄洗净，切成小块；鸡蛋打成鸡蛋液；香葱洗净，切成细末；备用。

(2)把锅烧热后，倒入豆油，待油温六成时，放入番茄酱、番茄块煸炒出红油，放入丝瓜块煸炒几下，倒入适量清水，盖上锅盖用大火煮沸，加入精盐、味精、白糖、白醋调好口味，倒入鸡蛋液搅成蛋花，撒上香葱末，即可起锅食用。

特点：汤色红润，酸甜味美。

功效：清热消暑、生津解毒。

适应证：疰夏、暑热烦闷、热病烦渴、口渴咽干、暑热病、食欲不振、营养不良、便血等。

丝瓜康复食疗妙方

方一

适应证：痰不易咳出者。

妙方：丝瓜籽适量。

用法：将丝瓜籽焙干，研为细末，贮瓶备用。

服用：每日 2 次，每次 9 克，用温开水送服。

功效：清热解毒、止咳化痰。

方二

适应证：支气管炎。

妙方：丝瓜汁 50 毫升，生姜汁 10 毫升。

用法：先将生姜汁煎沸 10 分钟，再冲调丝瓜汁。

服用：每日 2 次，连服数天。

功效：温经、润肺、止咳。

方三

适应证：百日咳。

妙方：鲜丝瓜汁适量，蜂蜜少许。

服用：3～6 岁儿童，每次服 60 毫升；7～10 岁儿童，每次服 120 毫升；10 岁以上每次服 200 毫升。每日 2～3 次，服时调入少许蜂蜜。

功效：清热解毒、润肺止咳。

方四

适应证：冠心病。

妙方：丝瓜 250 克，木耳 15 克。

用法：将丝瓜去皮、切成长条，与木耳一起炒食。

服用：每日 1 剂，分 2 次服用。

功效：清心、通脉、宽胸。

方五

适应证：水肿。

妙方：丝瓜络 120 克，大枣 250 克。

用法：将上物放入锅内，倒入 2 碗清水，煎至 1 碗，即可服用。

服用：每日 1 剂，2 次水煎服。

功效：健运脾阳、利水去湿。此系民间验方，疗效甚佳。

方六

适应证：乳汁不通。

妙方：嫩丝瓜（连皮）、豆腐各适量。

用法：将嫩丝瓜、豆腐放入锅内，用清水煮成汤，即可服用。

服用：每日 1 剂，分 2 次取食。

功效：通经络、行血脉、催乳汁。

南瓜 ——补中益气、化痰排脓、解毒杀虫

话说南瓜

南瓜又称番瓜、饭瓜等，为葫芦科植物南瓜的果实。南瓜原产于墨西哥、危地马拉及亚洲南部地区，大约明代由南洋群岛传入我国。目前全国各地广泛栽培，有“中国南瓜”之说。南瓜为一年生蔓生草本植物。花期6～7月，果期8～9月。夏、秋两季、采收成熟果实上市，是一种夏秋季供应市场的瓜菜。

南瓜种类很多，按产地分，有中国南瓜、日本南瓜、印度南瓜、美洲南瓜。中国南瓜主要品种有一串铃、铁皮南瓜、癞皮南瓜等；日本南瓜果型较小，粉质度高，品质好，深受广大消费者欢迎，近几年在江浙一带栽培甚广。印度南瓜在我国东北、华东、西南各地均有栽培，主要品种有扬州白笋瓜、镇江黄笋瓜等。美洲南瓜在我国西北各地栽培较多，主要品种有蹲脚瓜、兰州小番子、青皮西葫芦等。

【民间风俗】

南瓜很有人缘，世界上有许多地方的人们对它有着特殊的偏爱，并融入民间风俗之中。

美洲一些国家将每年的10月31日定为南瓜节，这天往往要举行三项比赛：南瓜灯、南瓜王、南瓜糕点，人们常把南瓜挖成面具、孩子们身穿古怪的衣服，头戴南瓜面具，互相串门、逗乐，共贺南瓜节。

这天也是西方的万圣节，人们用南瓜制作出一盏盏精美的南瓜灯，制作形态各异的假面具，有用它来驱逐鬼魔、避邪之意，祈求福祉，欢度节日。

乌兹别克人喜欢用小南瓜制成精美的鼻烟盒。非洲有些地区，用南瓜制出厂精湛的南瓜琴，把老瓜挖空雕刻加工后，装上琴柱和琴弦，能奏出悦耳的乐曲。

我国江南地区，每逢立春，家家都要吃南瓜，以示迎春之意。一些文人雅

士在小巧的快成熟的“桃南瓜”上刻上诗文图案。随着瓜的成熟，瓜皮上便留下优美的图画和诗文，成熟后取下置于案头，便是有名的“南瓜景”，给书房增添了不少闲情雅趣。

【烹饪简介】

南瓜肉质肥厚，味甜质沙，是夏秋季常食的瓜菜之一，在我国农村，南瓜既当菜又代粮。

嫩南瓜可切成细丝炒食，或做菜汤、菜馅，味道鲜美；还可切成小块蒸食，加盐、蒜、油，凉拌，别具风味。

用南瓜煮粥，甜香爽口，既可果腹，又有补益保健功效。将糯米(先用水浸透)、果仁、豆沙、猪板油丁、白糖、桂花等，装入南瓜内，用蒸笼蒸至米熟瓜烂，所做成的南瓜八宝饭，是一道极美的甜食小吃。南瓜也适合切片清蒸食用，原汁原味，保留营养成分。

用南瓜加入牛羊肉馅烙成的南瓜馅饼，油而不腻，清香味美。老熟南瓜肉厚粉质，煮熟后捣烂如泥，拌以糯米粉可制成南瓜饼、南瓜面条、南瓜汤圆等，色美糯软，味甜可口。南瓜还可用做成蜜饯小吃，营养丰富，风味别致。

南瓜瓤、皮营养丰富，所含的胡萝卜素是果肉的 5 倍，最好一起烹制食用。

选购、保存小窍门

选购南瓜，要以外皮光滑，有瘤状突起，手压紧实，肉厚粉质，皮老橙红者为佳品。

如南瓜当天切开后一吃不完的，可用保鲜薄膜平敷在切面上，放入冰箱冷藏。但是，南瓜中的瓤最易变质，一定要挖除瓜瓤再用保鲜膜包好，这样就可以存放 5～6 天，也不会腐烂变质。

【营养价值】

南瓜营养十分丰富，含有蛋白质、脂肪、蔗糖、葡萄糖、聚戊糖、胡萝卜素、B族维生素、抗坏血酸等多种维生素，钙、磷、铁、锌、钴等矿物质；还含有精氨酸、瓜氨酸、天门冬素、葫芦巴碱、甘露醇等成分；这些营养物质对维持人体健康、预防疾病均具有良好的生理价值。

据现代医学研究发现，南瓜所富含的糖类、维生素、微量元素及果胶、天门冬素、葫芦巴碱、甘露醇等物质，具有抗癌、抗毒素、降血压、防治动脉硬化等作用，还可增强肝、肾细胞的再生能力。因而，高血压、冠心病、动脉硬化、癌症、肝炎、肾功能减退等患者常食南瓜对疾病康复大有裨益。

南瓜中富含锌元素，每 100 南瓜中含锌 1.8 毫克。锌是人体必需的微量元素之一。锌元素参与人体内的核糖核酸、去氧核糖核酸及蛋白质的代谢，是肾上腺皮质激素的固有成分，是人类生长发育的重要物质。少年儿童适当地多吃些南瓜对健康发育十分有益。

南瓜还含有丰富的钴元素，其钴的含量是各类蔬菜的首位，钴元素可促进机体的新陈代谢，增强造血功能，并参与人体内维生素 B_{12} 的合成。

南瓜子中含有大量的磷质及南瓜子氨酸、脂肪油等成分，能防止矿物质在体内积聚形成结石。因而，常吃炒熟的南瓜子对预防胆结石有一定的作用。

【文献记载】

我国历代医学家把南瓜视为治病的良药，并根据临床实践对其药用价值进行了研究与论述，现选录如下。

明代著名的医药学家李时珍在所著的《本草纲日》中言，南瓜“补中益气”。

明代医学家兰茂在所编撰的《滇南本草》中曰，南瓜“润肺益气，化痰排脓，驱虫解毒，治咳止喘，疗肺痈与便秘。横行经络，利小便”。

清代医学家叶天士在所编撰的《本草再新》中云，南瓜“平肝和胃，通经络，利血脉，滋阴水，治肝风，和血养血，调经理气，兼去诸风”。

古代的药物学专著《医林纂要》载，南瓜“益心敛肺”。

《中国药植图鉴》说，南瓜“煮熟用纸敷贴干性肋膜炎、肋间神经痛患处，有消炎止痛作用”。

【适宜应用】

中医学认为，南瓜性温、味甘，入肺、脾、胃经，具有补中益气、益心敛肺、化痰排脓、解毒杀虫、消炎止痛等功用，适应久病气虚、气短倦怠、气虚乏力、久咳不愈、肺痈、哮喘、脾胃虚弱、便溏、疟疾、痢疾、骨蒸潮热、肋间神经痛、鸦片中毒、烫伤、毒蜂螫伤等病症。

南瓜子还可治绦虫、蛔虫、百日咳、糖尿病、产后手足水肿等；南瓜叶可治疳积、痢疾、创伤等；南瓜花可治咳嗽、黄疸、痢疾、痈疽肿毒等；南瓜瓤可治烫伤、创伤、异物入肉未出等；南瓜蒂可治烫伤、痈疡、疔疮等。

我国民间常用南瓜适量，洗净切片，用盐腌 6 小时后，以食醋凉拌佐餐，可防治青春痘、面部色素沉着。

现代医学研究发现，南瓜可防治哮喘、肠道寄生虫、高血压、冠心病、动脉硬化、肝炎、肾功能减退、癌症等病症。

温馨提醒

南瓜因性温，凡患有黄疸、胃热炽盛、气滞湿阻、湿热气滞及脚气、痈疽、痘疹、痢疾初起诸症患者要忌食为宜。南瓜与猪肝、羊肉、虾、鲤鱼、螃蟹、鳝鱼、带鱼等食物相克，不宜同食，以免引起胸闷腹胀、消化不良、腹泻等不良反应。古人认为，南瓜和鹿肉都热性食物，同食热上加热，会引起人体内热加重而死亡。因此，南瓜忌与鹿肉同食，避免引起生命危险。

南瓜中含有较多的糖分，每顿不宜过多食用，尤其胃热患者应少食为妥，以免引起腹部胀满不适。还要预防食用烂南瓜中毒。这是因为南瓜的瓜瓤含糖量较高，存放时间长了，瓜瓤内会产生一种不易发现的化学变化，人吃后就会引起头晕、呕吐、疲倦、腹泻等中毒症状。因此，食用南瓜时一定要先检查一下，如发现表皮已有裂纹，有烂迹，切开后有一股酒糟味等，说明南瓜已腐烂，就不要食用了。

南瓜的食疗功效

近几十年来，国内外有关专家运用现代科学技术对南瓜进行了各方面的研究，对其的药理研究结果概述如下。

南瓜有缓解视力疲劳、维护眼睛健康的作用

据现代药理研究发现，南瓜富含大量维生素 A 原，被人体消化吸收后能转变成维生素 A，维生素 A 是视网膜内视紫红质和机体黏膜的组成成分，有缓解视力疲劳、维护眼睛健康的作用，并能预防夜盲症等。南瓜子中还含有大量的磷质，有维护眼巩膜的坚韧度的作用。

因此，少年儿童、学生、成天与电脑打交道的白领，往往用眼过度，难免造成视力疲劳，甚至于引起近视眼。如果除了注意用眼卫生之外，还常食南瓜、南瓜子及时为眼睛补充营养物质，就可以有效地维护眼睛的健康，防止近视，预防干眼症、夜盲症等疾病。

南瓜是补血红颜、防治贫血的佳蔬

我国民间所流传的“南瓜补血红颜”确有一定的科学依据。据有卫生部门调查发现，我国湖南邵阳地区一个苗族村患贫血病极少，这与当地村民世世代代有常年吃南瓜的饮食习惯有关。

据现代药理学研究发现，南瓜富含钴与锌，钴元素参与人体内维生素 B_{12} 的合成，促进造血功能，是构成血液中红细胞的重要成分之一，锌元素是人体造血必需的微量元素，能直接影响成熟红细胞的功能，提高血红蛋白的含量，使人面色红润。由此可见，南瓜是补血红颜、防治贫血的佳品。

南瓜是排除体内毒素的“高手”

据现代药理学研究发现，南瓜所富含的果胶，具有很强的吸附性，能黏附或消除人体内有毒、有害物质，如铅、汞、锡及放射性元素，尤其对铅中毒有明显的解毒作用。果胶还能与体内多余糖类、脂肪类、胆固醇相黏附，减少消化道对糖类、脂肪、胆固醇的吸收，具有减肥瘦身、降低血脂、预防动脉硬化的作用。因而，南瓜是排除体内毒素的“高手”，常食不仅能排除体内毒素，而且还有减肥瘦身、降低血脂、预防动脉硬化的作用。

南瓜有保护胃黏膜、防治胃溃疡的功效

据现代药理学研究发现，南瓜所富含的果胶，能在胃肠道表面形成一层保护膜，避免胃肠道受粗糙食品刺激，从而有效地促进胃、十二指肠溃疡病的愈合。南瓜还含某些成分，能加强胃肠道蠕动，促进胆汁分泌，帮助食物消化。因而，常食南瓜有保护胃黏膜，防治胃、十二指肠溃疡病的功效。

南瓜是防治癌症、白细胞减少症的妙方

据现代药理学研究发现，南瓜富含维生素A，可以降低机体对致癌物质的敏感性，可稳定上皮细胞，防止其癌变，有预防喉癌、肺癌、膀胱癌的作用。南瓜中含有的葫芦巴碱对肝癌、子宫颈癌有一定的治疗作用。

另据现代医学研究发现，南瓜中所含的腺嘌呤有刺激白细胞增生的作用，能防治各种原因(包括肿瘤化疗、放疗)引起的白细胞减少症。

近几年来，据国内外报道，南瓜能消除致癌物质亚硝胺的致突变作用，故有预防癌症功用。由此可见，南瓜是防治癌症、白细胞减少症的“妙方”。

南瓜子是预防前列腺疾病的“保护神”

据德国科学家研究发现，经常嚼食南瓜子的民族，很少有前列腺疾病的发生，这与南瓜子中富含磷质、南瓜子氨酸、脂肪油等成分有关。所以，男子步入中年之后，常食南瓜子，不仅可有效地预防前列腺肥大等前列腺疾病，还可预防肠寄生虫、胆结石等病症。

南瓜营养保健养生美食

葱油南瓜丝

原料：嫩南瓜300克，香葱25克。

调料：豆油25克，精盐、味精、香油各适量。

制法：(1) 将南瓜去蒂、籽，洗净，切成细丝；香葱洗净、切成细末；备用。

(2) 把锅烧热后，倒入豆油，待油温七成热时，放入香葱末炒至出香味，倒入南瓜丝煸炒片刻，加入精盐、味精调好口味，淋上香油，即可。

特点：香鲜脆嫩。

功效：补中益气、解毒杀虫。

适应证：久病气虚、久咳不愈、肝炎、肠寄生虫、高血压、冠心病、癌症、肾功能减退等。

油炸南瓜条

原料：老南瓜1 000克，干淀粉100克，鸡蛋3个，芝麻5克。

调料：精制油500克(实耗100克)，精盐5克，白糖15克，花椒末5克。

制法：(1) 将南瓜去瓤、洗净，切成小条块，放入开水中煮至断生，捞出凉冷，沥干水分，用淀粉、鸡蛋液、花椒末、白糖、精盐、水调成的糊裹上的南瓜条，撒上芝麻，备用。

(2) 把锅烧热后，倒入精制油，待油温五成热时，逐个放入南瓜条，炸至定型捞出，待油温升至七成热，再投入炸过的南瓜条，炸至表面呈黄色时，捞出沥油，即可。

特点：香甜可口，别有风味。

功效：补中益气、益心敛肺。

适应证：久病气虚、气虚乏力、久咳不愈、哮喘、脾胃虚弱等。

备注：糖尿病、高脂血症、肥胖症等患者不宜食用。

酱爆南瓜丝

原料：嫩南瓜350克，泡红辣椒2个，葱白10克。

调料：精制油25克，豆瓣酱15克，水淀粉10克，精盐、味精各少许。

制法：(1) 将嫩南瓜洗净，切成约5厘米长的丝，放入精盐2克，拌匀腌至入味；泡红辣椒和葱白洗净，切成同样长的丝；备用。

(2) 把锅烧热后，倒入豆油，待油温七成热时，放入豆瓣酱、辣椒丝、葱丝爆锅，倒入南瓜丝用大火快速煸炒，放入精盐、味精调好口味，用水淀粉勾芡，即可。

特点：清香脆嫩，咸鲜可口。

功效：健脾胃、补中气、益心肺，杀毒虫。

适应证：脾胃虚弱、久病气虚、久咳不愈、高血压、冠心病、肠寄生虫、癌症等。

补脾南瓜盅

原料：老南瓜1个，糯米、豆沙各适量。

调料：白糖、桂花、香油各适量。

制法：将南瓜洗净，从顶部切开一个小盖，挖去瓜瓤；将糯米淘洗干净，用水浸透。再把糯米、豆沙、白糖、桂花、香油拌匀，填入南瓜肚内，盖上盖蒂，放入蒸笼内，用大火蒸至熟软，即可服用。

服用：每日2次，每次1小碗，当点心食用。

功效：健脾开胃，祛寒补虚。

适应证：脾胃虚寒、气短乏力等。

备注：南瓜补脾盅吃不完要放入冰箱内存储，以免变质腐败。凡糖尿病、高脂血症、肥胖症等患者不宜食用。

南瓜小米粥

原料：南瓜 150 克，小米 50 克。

调料：红糖适量。

制法：(1) 将南瓜去籽、去皮、洗净，切成小丁；小米洗净，用清水浸泡 1 小时；备用。

(2) 先将小米放入锅内，倒入适量清水，用大火煮沸后，再改用小火煮至半熟，再放入南瓜丁，用文火煮沸至熟软，加适量红糖，即可食用。

特点：色泽嫩黄，甜美可口。

服用：每日 1 剂，分 2 饮食服。

功效：健脾和胃、补益虚损、养血助眠、利肠解毒。

适应证：食欲不振、消化不良、身体消瘦、脾胃虚弱、慢性泄泻、心血不足、烦躁失眠、预防糖尿病等。

备注：凡糖尿病、高脂血症、肥胖症等患者不宜放入红糖调味食用。

南瓜红枣汤

原料：南瓜 300 克，红枣 16 枚。

调料：蜂蜜少许。

制法：将南瓜去皮、洗净，切成小块，红枣洗净，用温水浸泡片刻，一起放入锅内，倒入适量清水。先用大火煮沸，再改用小火再煮至熟软，即可。

服用：每日 1 剂，分 2 饮食服。

功效：补中益气、敛肺止喘。

适应证：久病气虚，气短倦怠，久咳不愈，哮喘，胃、十二指肠溃疡，脾胃虚弱，便溏等症。

备注：糖尿病、高脂血症、肥胖症等患者不宜食用。

南瓜康复食疗妙方

方一

适应证：扁桃体炎。

妙方：老南瓜 200 克，金银花 30 克。

用法：将上物放入锅内，倒入 2 碗清水，煎至 1 碗，即可服用。

服用：每日 1 剂，2 次水煎服。

功效：清热解毒、除湿消炎。

方二

适应证：哮喘。

妙方：南瓜 1 只，蜂蜜、冰糖各适量。

用法：将南瓜洗净，切开瓜顶，挖出部分瓜瓤，放入蜂蜜、冰糖，盖上顶盖，放入蒸笼内蒸 1 小时左右，即可服用。

服用：每日早、晚各服 1 次，食瓜肉喝蜜糖汁，连服 1 周。

功效：润肺、补虚、止喘。

方三

适应证：产后手脚虚肿。

妙方：南瓜子(炒熟)30 克。

用法：将上物放入锅内，倒入 2 碗清水，煎至 1 碗，即可服用。

服用：每日 1 剂，2 次水煎服。

功效：利水消肿。

方四

适应证：乳腺癌。

妙方：南瓜蒂 2 个，核桃枝梢 60 克，益母草 9 克，黄酒适量。

用法：先将前三物加水煎 2 次，过滤除渣，合并 2 次煎汁，加入黄酒拌匀，即可服用。

服用：每日 1 剂，分 2 次服用。

功效：解毒消肿、攻坚散结。

方五

适应证：轻度烧烫伤。

妙方：南瓜瓤适量。

用法：将南瓜瓤捣烂如泥，敷于患处，用纱布包扎。每日换 4 次，连用 3～5 天。

功效：清火解毒、润肤止痛。

方六

适应证：疖疮。

妙方：南瓜瓤 80 克，芹菜 60 克。

用法：将芹菜洗净，切成小段，沥干水分，与南瓜瓤一起捣烂，敷于患处，盖上纱布，用胶布固定。每日换 1 次。

功效：清热解毒、消炎止痛。

苦瓜 ——补肾滋肝、养血益气

话说苦瓜

苦瓜，因其瓜瓤、瓜肉有苦味而得名，又称凉瓜、锦荔枝等，为葫芦科植物苦瓜的果实。苦瓜原产亚洲热带地区，广泛分布于热带、亚热带地区。东南亚、日本及印度，栽培历史悠久。苦瓜约明代前后传入我国，据明代徐光启在《农政全书》中载，我国南方人甚食苦瓜，说明当时在我国南方普遍栽培苦瓜。现在全国各地均有栽培，以华南地区为多。苦瓜为一年生攀援草本植物，花期6～7月，果期8～9月。夏末初秋季采收果实，是一种夏秋季供应市场的瓜菜。

苦瓜的优质的品种有滑身、大顶、白苦瓜等。广东产的“滑身苦瓜”，圆锥形，深绿色，每个重约250克，味较苦，品质佳；广州产的“大顶苦瓜”，短圆锥形，青绿色，单瓜重250～600克，苦味不太浓，肉厚质好；湖南产的“大白苦瓜”，瓜长条形，长30～60厘米，瓜白、肉厚、子少，品质佳。

【烹饪简介】

由于苦瓜味苦，许多人不爱吃，但吃惯了苦瓜的人，倒觉得苦瓜清脆爽口，稍苦而清甘，别具一番风味。尤其是盛夏，酷热难当，胃口大减，当人们食欲不振的时候，吃苦瓜能增进食欲，有清凉爽口之感。

南方有一首山歌唱道：“人讲苦瓜苦，我讲苦瓜甘。甘苦任君择，不苦哪有甜。”夏秋季节，我国南方人多食苦瓜，虽然苦瓜具有特殊的苦味，但只觉可口，不觉其苦，深受当地人们的喜食。

一般家庭用苦瓜做菜方法十分简单，如凉拌苦瓜，可加上一些红辣椒丝，红绿相间，诱人食欲，吃起来苦辣兼有，是夏季味美的下饭菜肴。

苦瓜素有“君子菜”的雅称，就是苦瓜与鱼肉等同烧时，绝不会把苦味传给它们，这是一般蔬菜所无法比拟的一个特点。所以有人说苦瓜“有君子之德，有君子之功”。

苦瓜可烹调出许多美味的菜肴，如广东的“苦瓜牛肉”、“虾腹酿苦瓜”；江西的“苦瓜干菜”；北京的“烧酿苦瓜”；湖南的“苦瓜炒辣椒”；四川的“干煸苦瓜”等，清苦鲜香、脆爽味美、滋味隽永，别具一格。

选购、烹饪小窍门

选购苦瓜，要以瓜大而形正，新鲜嫩绿，表皮果瘤饱满，无斑点、无虫害，无机械伤者为佳品。苦瓜表皮上的果瘤愈大表示瓜肉愈厚，果瘤愈小瓜肉相对较薄，如果苦瓜表皮出现黄化，说明瓜肉已过熟，柔软而不脆，失去苦瓜原有的口感。苦瓜不宜存放，放入冰箱内也只能冷藏 2～3 天。

如果嫌苦瓜味苦，可先切成丝再放入冷水中泡上 10 来分钟，把苦味除去后再烹饪。烹饪苦瓜时也可放些豆豉、香菜、香葱、大蒜之类的调料，可增添不少清香味。炒食苦瓜时宜急火快炒、不可烧煮的时间过长，以免影响口感及营养成分流失。

【营养价值】

苦瓜是一种营养价值高的菜瓜。据测定，每 100 克鲜瓜中含有蛋白质 1.2 克、脂肪 0.2 克、胡萝卜素 0.08 毫克、叶酸 0.8 毫克、维生素 B_1 0.07 毫克、维生素 C 84 毫克、钙 18 毫克、磷 29 毫克、钾 343 毫克、铁 0.6 毫克、碳水化合物 3.2 克，此外，还含有膳食纤维、苦瓜素、苦瓜苷等物质。

苦瓜中所含有的蛋白质具有生理活性，有利于人体皮肤新生和创伤愈合，所以常吃苦瓜能增加皮层活力，使面容变得细腻白嫩。苦瓜含有脂蛋白成分，可提高机体免疫功能，因而有抗癌、抗病毒的作用。

苦瓜所含有的维生素 B_1，是瓜菜类蔬菜中最高的，维生素 B_1 具有预防和治疗脚气病、维持心脏的正常功能、促进乳汁的分泌和增进食欲等作用。

苦瓜所含有的维生素 C 是菜瓜、甜瓜、丝瓜的 10～20 倍，维生素 C 具有防治坏血病、保护细胞膜和解毒、防止动脉粥样硬化、抗癌、提高机体应激能力、预防感冒、保护心脏等作用。

据有关实验证实，苦瓜中含有类似胰岛素的物质，其降低血糖的作用比医治糖尿病的药物苯磺丁脲还明显，故苦瓜是糖尿病患者理想的康复佳蔬。

【文献记载】

我国历代医学家把苦瓜视为治病的良药，并根据临床实践对其药用价值进行了研究与论述，现选录如下。

明代医学家兰茂在所编撰的《滇南本草》中言，苦瓜“治丹火毒气，疗恶疮结毒，或遍身已成芝麻疔疮疼难忍。泻六经实火，清暑，益气，止渴”。

清代医学家黄宫绣在其编撰的《本草求真》中谓，苦瓜“除热解烦”。

清代医学家王士雄在其编撰的《随息居饮食谱》中曰，苦瓜“青则涤热，明目清心。熟则养血滋肝，润脾补肾”。

古代药物学专著《生生编》载，苦瓜“除邪热，解劳乏，清心明目”。

古代药物学专著《泉州本草》称，苦瓜“适应烦热消渴引饮，风热赤眼，中暑下痢”。

【适宜应用】

中医学认为，苦瓜性寒，味苦，入心、肝、脾、肺经，具有清热消暑、养血益气、补肾健脾、滋肝明目、利尿凉血、祛心火、解劳乏、明目等功效，适应中暑发热、暑热烦渴、目赤肿痛、热病烦渴、感冒、伤寒、胃气痛、小儿腹泻呕吐、小便短赤、暑疖、痱子过多、痈肿丹毒、烧烫伤等病症。

现代医学研究发现，苦瓜可防治中暑、痱子、结膜炎、坏血病、肥胖症、高脂血症、动脉硬化、冠心病、高血压、癌症等病证。

温馨提醒

苦瓜因性寒，故凡脾胃虚寒、慢性肠炎者不宜多食。

苦瓜含奎宁，可引起刺激子宫收缩，故孕妇忌食，以免引起流产。苦瓜与苦菜、牡蛎等食物相克，不宜同食，以免引起不良反应。

苦瓜的食疗功效

近几十年来，国内外有关专家运用现代科学技术对苦瓜进行了各方面的研究，对其药理研究结果概述如下。

苦瓜具有防晒润肤、嫩白皮肤的美容功用

据现代药理学研究表明，苦瓜含有丰富的维生素C，能促使胶原蛋白的生成而增进发育，使皮肤富有弹性，能抑制皮肤由日晒而产生的黑色晒斑，也能使沉着于皮肤上的黑色素逐渐消退，能使毛细血管壁的韧性和弹性增强，具有防晒润肤、嫩白皮肤的美容功用。

我国南方民间妇女常在夏天日晒后，用冰过的苦瓜片敷于日晒处，既能立即消除由日晒而产生的肌肤干燥及晒斑，又能防晒润肤、保湿肌肤、嫩白皮肤的美容功用。

苦瓜是减肥、瘦身、健美的佳品

据现代药理学研究发现，每100克鲜苦瓜中含有0.4%清脂素，它可减少小肠对脂肪、糖类等高热量大分子物质的消化吸收，可使摄入的脂肪和糖类减少40%～60%的吸收率，从而减少脂肪在人体内的累积。

有关实验证实，每天服用1毫克清脂素，可阻止100克左右的脂肪吸收，可使腹部脂肪相应减少，加速体内对小分子营养的吸收，又不参与人体代谢，所以无任何毒副作用。

由此可见，苦瓜是减肥、瘦身、健美的佳品，常食可防身体发胖，保持健美匀称的体型。

苦瓜是降低血糖、防治糖尿病的良药

据现代药理研究发现，苦瓜中所含的苦瓜皂苷，不仅有类似胰岛素的作用，而且还可刺激胰岛素释放，有非常明显的降血糖作用。

据解放军197医院报道，曾用苦瓜皂苷制剂治疗糖尿病29例，总有效率达79.31%。糖尿病患者常食苦瓜有一定的降低血糖作用，也可用鲜苦瓜当菜食用，每次100克。

据国外报道，印度一位女科学家罕娜，从苦瓜子中提取出植物多肽蛋白，具有良好的降低血糖的作用，是治疗糖尿病的降糖良药，这也标志着防治糖尿病进入了生物降糖时代。

因此，人们称苦瓜为“植物胰岛素”，是降低血糖、防治糖尿病的良药，糖尿病患者经常适当摄入苦瓜，有利于控制血糖，对保持血糖稳定，疾病康复大有裨益。

苦瓜是抗癌、防癌的“高手”

据现代药理研究发现，苦瓜中所含的一种生理活性的蛋白质及大量维生素C等成分，具有明显的防癌抗癌作用，尤其是苦瓜汁中所含的生物碱类似于奎宁的成分，增强人体的免疫功能，促进免疫细胞杀灭癌细胞的活性，提高巨噬细胞的吞噬能力，临床曾用于对白血病、淋巴肉瘤的治疗，均获得一定的效果。

科学家还从苦瓜种子中提炼出的胰蛋白酶抑制剂，可以抑制癌细胞所分泌出来的蛋白酶，从而抑制恶性肿瘤生长，并能激发体内免疫系统防御功能，增加免疫细胞的活性，清除体内的有害物质。

由此可见，苦瓜是抗癌、防癌的“高手”，中老年人常食苦瓜对预防各种癌症具有重要的意义。

苦瓜子是防治阳痿、遗精、不育症的良药

祖国医学认为，苦瓜子为壮阳剂，可防治肾虚、阳痿、遗精、不育症等症。李时珍的《本草纲目》载，苦瓜子“益气壮阳”。

有关性专家研究认为，苦瓜子中所含有的某种物质，能刺激产生激素的生殖系统，促进激素分泌，提高性欲，提高男性的勃起能力，维持正常的性生活及生育能力。

我国民间常用苦瓜连种子一起煮鸡汤、鱼汤、虾汤喝，可治疗房劳、肾虚阳痿、举而不坚、不育症等症，并获较好的疗效。

苦瓜营养保健养生美食

干煸苦瓜

原料：苦瓜 300 克，泡红辣椒 1 个，香葱、大蒜各 15 克。

调料：豆油 20 克，麻辣酱 1 小匙，精盐、味精各适量，花椒油少许。

制法：(1) 将苦瓜去蒂、籽，洗净，切成细丝；泡红辣椒去蒂、籽，洗净，切成细丝；香葱洗净，切成细末；大蒜去皮、洗净，切成细末；备用。

(2) 把锅烧热后，倒入豆油，烧至油温六成时，先放入精盐爆锅，再放入辣椒丝、大蒜末炒出香味，放入苦瓜丝煸炒片刻，加入麻辣酱、味精炒匀，调好口味，撒上香葱末，即可。

特点：麻辣利口，脆嫩味美。

功效：健脾开胃、补肾滋肝。

适应证：热病烦渴、肥胖症、糖尿病、高脂血症、动脉硬化、癌症等。

备注：凡脾胃虚寒者应少吃苦瓜，以免加重脾胃不适。

豆豉炒苦瓜

原料：苦瓜 300 克，豆豉 25 克，大蒜 15 克。

调料：豆油 25 克，白糖 15 克，精盐、味精各适量，红油少许。

制法：(1) 将苦瓜去蒂、籽，洗净，切成薄片；大蒜去皮、洗净，切成细末；备用。

(2) 把锅烧热后，倒入豆油，待油温七成热时，加入豆豉、大蒜末炒出香味后，倒入苦瓜用大火快速炒至熟软，再加入精盐、味精调好口味，淋上红油，即可。

特点：豉香苦辣，别具风味。

功效：滋肝明目、养血补肾。

适应证：肥胖症、高脂血症、糖尿病、冠心病、动脉硬化、癌症等。

双酱拌苦瓜

原料：苦瓜 250 克，大蒜 15 克。

调料：甜面酱、芝麻酱各 1 汤匙，香油 5 克，精盐、味精各适量。

制法：(1) 将苦瓜洗净，切成薄片，撒入精盐、味精腌一下，沥干水分；大蒜去皮洗净，切成细末；备用。

(2) 把大蒜末、甜面酱、芝麻酱、香油、少许凉开水放入碗内，拌成调味汁；备用。

(3) 将苦瓜片、大蒜末装盆，浇上调味汁拌匀，即可食用。

特点：清香脆嫩，别具风味。

功效：补肾健脾、养血益气、去脂降糖。

适应证：热病烦渴、肥胖症、高脂血症、糖尿病、冠心病、动脉硬化、痈肿丹毒、癌症等。

苦瓜炒银丝

原料：苦瓜 150 克，绿豆芽 150 克，生姜 15 克。

调料：豆油 20 克，精盐、味精各适量。

制法：(1) 将绿豆芽摘去根须，洗净；苦瓜去蒂、籽，洗净，切成细丝；生姜去皮、洗净，切成细丝；备用。

(2) 把锅烧热后，倒入豆油，待油温七成时，放入生姜丝煸炒出香味，再倒绿豆芽、苦瓜丝翻炒片刻，加入精盐、炒至断生，加入味精调好口味，即可食用。

特点：苦中带鲜，消暑佳品。

服用：每日 1 剂，分 2 次当菜食之。

功效：清热消暑、补肾健脾。

适应证：糖尿病、高血压、冠心病、肥胖症、高脂血症、动脉硬化、消化道肿瘤等。

麻婆苦瓜肉丝

原料：苦瓜 150 克，猪腿肉 150 克，泡红辣椒 1 个，香葱、大蒜各 15 克。

调料：豆油 50 克，麻辣酱 1 小匙，精盐、味精各适量，花椒油少许。

制法：(1) 将猪肉洗净，切成细丝，加入少许精盐拌匀，放入淀粉和匀；苦瓜去蒂、籽，洗净，切成细丝；泡红辣椒去蒂、籽，洗净，切成细丝；香葱洗净，切成细末；大蒜去皮、洗净，切成细末；备用。

(2) 把锅烧热后，倒入豆油，待油温六成热时，放入猪肉丝翻炒至熟软，备用。

(3) 把锅烧热后，倒入豆油，烧至油温六成时，先放入精盐，再放入辣椒丝、大蒜末炒出香味，放入苦瓜丝煸炒片刻，倒入猪肉丝，加入麻辣酱炒匀，放入味精调好口味，撒上香葱末，淋上花椒油，即可。

特点：麻辣利口，味道鲜美。

功效：健脾益肾、滋肝明目、养髓填精。

适应证：糖尿病、胃气痛、阳痿、痢疾等。

苦瓜木耳汤

原料：苦瓜 150 克，水发木耳 80 克，冬笋 50 克，上汤 350 克。

调料：精盐、味精各适量，香油少许。

制法：(1) 将苦瓜去蒂、籽，洗净，切成薄片；木耳洗去泥沙，摘成小段；冬笋去壳、洗净，切成细丝；备用。

(2) 先把木耳、冬笋丝放入锅内，倒入上汤，用大火煮沸后，改用小火煮至熟软，加入精盐、味精调好口味，再倒入苦瓜片煮沸一下，淋上香油，即可食用。

特点：清口脆美。

功效：滋肝明目、养血益气、防病抗衰。

适应证：热病烦渴、目赤肿痛、肥胖症、高脂血症、动脉硬化、高血压、糖尿病、癌症等。

苦瓜康复食疗妙方

方一

适应证：由肝热引起的目赤疼痛。

妙方：鲜苦瓜 300 克，鲜桑叶 30 克，菊花 12 克。

用法：将上物放入锅内，倒入 2 碗清水，煎至 1 碗，即可服用。

服用：每日 1 剂，2 次水煎服。

功效：清热平肝、明目止痛。

方二

适应证：由湿热引起的酒糟鼻。

妙方：苦瓜 2～3 只。

制法：将苦瓜去蒂、籽，洗净，切成薄片，用精盐腌一下，沥干水分，凉拌生食，即可服用。

服用：每日 1 剂，当菜食用，连食 5～8 天。

功效：清热解毒、降火除湿。常期食用有良效。

方三

适应证：肝热阳痿。

妙方：苦瓜子适量。

用法：将苦瓜子炒熟，研为细末，贮瓶备用。

服用：每日 2～3 次，每次 10 克，用黄酒送服，连服 10 天为 1 个疗程。

功效：滋肝补肾、益气壮阳。

方四

适应证：糖尿病。

妙方：苦瓜干 20～30 克。

用法：将苦瓜干放入茶杯内，倒入沸水，加盖浸泡 15～20 分钟，即可当茶服用。

服用：每日 1 剂，多次冲泡，当茶饮服。

功效：健脾滋肝、降低血糖。

方五

适应证：由日晒而引起的皮肤干燥、晒斑、黑斑。

妙方：苦瓜 1 个。

用法：将苦瓜放入冰箱冷藏 1～2 小时，把苦瓜洗净，切成薄片，将薄片敷于日晒处，保留 20～25 分钟，每日 1 次。

功效：清热防晒、润肌白肤。

方六

适应证：痱子。

妙方：新鲜苦瓜叶适量。

制法：将苦瓜叶洗净，沥干水分，捣烂如泥，用纱布绞取原汁，备用。

用法：每日 2～3 次，先用温热水洗净患处，再用棉签蘸原汁，涂于患处。

功效：解热毒、祛痱子。

葫芦瓜——清热通淋、润肺止咳

话说葫芦瓜

葫芦瓜又称瓠瓜、夜开花等，为葫芦科植物瓠瓜的果实。我国是最早栽培瓠瓜的国家之一，目前全国大部分地区均有栽培，其中以长江以南为主。葫芦瓜为一年生攀援草本植物，多在夏季夜间以及阳光微弱的傍晚或清晨开白色小花。开花后10～20天结成幼嫩的浆果，即可采收上市，是一种夏季供应市场的瓜菜。

葫芦瓜的形状变异很多，以其外形可分为圆形、束腰形、长圆筒形，主要品种有浙江长葫芦、南京香瓠、广州岗瓠、湖北孝感瓠等。葫芦瓜有甜和苦之分，甜者幼嫩果实作瓜蔬食用；苦者有毒，多作药用。葫芦瓜老熟的硬壳即葫芦壳，可制作盛器、水瓢、玩具，我国古时多以老熟干燥的葫芦瓜果壳做容器。

【历史概述】

葫芦瓜在我国有7 000多年的栽培历史。早在春秋时期，我国第一部诗歌总集《诗经·卫风·硕人》中就有“齿如瓠犀”之句。其中“瓠犀”，是瓠瓜的籽，洁白而整齐，古人以其来比喻女子的牙齿之美。

我国最早的国别史《春秋外传》中也有“苦瓠不材，于人共济而已”。从这些记载中可以推测，早在公元前10世纪，瓠瓜已在我国普遍栽培了。

近年来，浙江余姚河姆渡遗址及桐乡罗家角遗址先后出土葫芦果实及果皮遗存，说明中国的葫芦瓜栽培史也可上溯到新石器时代。

在古代，葫芦瓜的经济价值远比食用价值高，用束腰葫芦制成的器物，除了用以装药外，还是沽酒的用器；我国广大农村使用的水瓢就是用一种圆形葫芦做的；另外，葫芦还可制成小玩具，装饰品及乐器(笙)等。

【烹饪简介】

新鲜幼嫩的葫芦瓜，肉质柔软，细腻多汁，清香微甜，做菜、煮汤、做馅皆宜。

“菌菇炒葫芦瓜”是一道保健家常菜，将葫芦瓜去皮、切片，配上香菇、木耳炒食，清淡鲜嫩，防病抗癌；“番茄葫芦瓜汤”是夏日里最受欢迎的菜肴，把葫芦瓜去皮、切块，加入番茄煮汤，清淡微酸，解暑开胃；葫芦瓜也可以与肥鸭、猪脚爪煮汤喝，汤汁浓郁，味道鲜美，营养丰富。

北方人喜欢吃葫芦瓜塌子，取嫩葫芦瓜 500 克，切成细丝，鸡蛋 3 个，面粉 150～200 克，加入葱、姜、盐、味精，用温水与瓠瓜丝拌匀成糊状。将锅烧热后，倒入豆油，待油温七成时，倒入葫芦瓜面糊摊成小圆饼，两面煎至焦黄，蘸上醋蒜调味汁，趁热食用，外焦里嫩，味道极美，别有风味。

葫芦瓜多在夏季食用，只能熟吃而不能生吃，但是，也不能烧得过熟，以防营养物质流失。

选购小窍门

选购葫芦瓜，要以手感柔软，茸毛完整表示新鲜的；以皮色嫩绿，瓜身匀称，清香味甜者为佳品。

【营养价值】

葫芦瓜营养较为丰富，每 100 克鲜瓜中含蛋白质 0.6 克、脂肪 0.1 克、胡萝卜素 0.02 毫克、维生素 B_2 0.03 毫克、烟酸 0.4 毫克、维生素 C 12 毫克、钙 12 毫克、磷 17 毫克、铁 0.3 毫克、钾 124 毫克、钠 0.7 毫克、镁 8 毫克、碳水化合物 3.1 克、膳食纤维 1 克及多种氨基酸、葫芦苷、玉蜀嘌呤等物质，这对促进机体的生长发育和维持机体的生理功能有良好的作用。

葫芦瓜含有丰富的钾元素，其可维持细胞内正常渗透压，维持心肌的正常功能，维持细胞内外正常的酸碱平衡，维持神经肌肉的应激性和正常功能，参与碳水化合物、蛋白质的代谢；还可帮助输送氧气到脑部，增进思路的清晰，降低血压，可以维持细胞正常的含水量及正常血压，预防中风，有助于对过敏症的治疗。因而，葫芦瓜是高血压、冠心病、糖尿病、过敏性疾病等患者理想的康复食品。

葫芦瓜还含有一种干扰素的诱生剂，可刺激机体产生干扰素，提高机体的免疫能力，发挥抗病毒及抗肿瘤的作用，故葫芦瓜具有抗病毒、抗癌、防癌的功用。

【文献记载】

我国历代医学家把葫芦瓜视为治病的良药，并根据临床实践对其药用价值进行了研究与论述，现选录如下。

唐代医学家、“药王”孙思邈在所编著的《千金要方》中言，葫芦瓜“主消渴恶疮，鼻口中肉烂痛”。

唐代医学家李绩等在所编撰的《唐本草》中称，葫芦瓜“通利水道，止渴消热”。

明代医学家姚可成在所编撰的《食物本草》中曰，葫芦瓜“主利大肠，润泽肌肤”。

明代医学家兰茂在所编撰的《滇南本草》中叙，葫芦瓜“苦能下水，令人吐，除面目风邪，四肢浮肿，甜能利水，通淋，除心肺烦热”。

【适宜应用】

中医学认为，葫芦瓜性平，味甘、微苦，入肺脾、肾经，具有清热解毒、润肺止咳、除烦止渴、利水消肿、通淋散结等功效，适应肺阴不足、咳喘不止、烦热口渴、黄疸、水肿、腹水、消渴、淋病、尿道结石、疮毒、痈肿等病症。

现代医学研究发现，葫芦瓜可防治咳嗽、心脏性水肿、肾炎水肿，肝硬化腹水、糖尿病、各种肿瘤等病症。

温馨提醒

葫芦瓜因性滑而利，故凡脾胃虚寒泄泻者应少食为宜。葫芦瓜与芦笋相克，不宜同食，以免加重脾胃虚寒，引起腹痛、腹泻等不良反应。

凡带有苦味的葫芦瓜均含有苦葫芦素D的有毒成分，一般误食后1～2小时会出现中毒症状，轻者会出现头昏、乏力、恶心、呕吐、口干、嗜睡等症状，重者会出现腹泻、腹痛、绞痛、便血等症状。苦葫芦瓜千万不能食用，以免引起食物中毒。

葫芦瓜的食疗功效

近几十年来，国内外有关专家运用现代科学技术对葫芦瓜进行了各方面的研究，对其的药理研究结果概述如下。

葫芦瓜是糖尿病患者的康复佳品

据现代药理研究证明，从葫芦瓜中分离出两种胰蛋白酶抑制剂，对胰蛋白酶有抑制作用，具有良好的降低血糖的作用。因此，糖尿病患者经常食用葫芦瓜对降低血糖、疾病康复大有益处。

葫芦瓜有利尿、排毒、消肿的功用

据现代药理学研究发现，葫芦瓜含有丰富的钾元素及葫芦苷、玉蜀嘌呤等物质，具有渗透性利尿作用，它能及时促进泌尿系统把潴留在体内组织间过多液体排出体外，不仅可以排除体内毒素，而且还能预防水中毒，对维护人体组织细胞正常的生理功能有着重要的意义。

我国历代医学家认为，葫芦瓜是一种很好的利尿消肿的佳品，具有显著的利尿通淋作用，可治疗各种类型的水肿疾病，如心脏性水肿、肾炎水肿，肝硬化腹水等。

由此可见，各种类型的水肿患者常食葫芦瓜对疾病康复有很好的辅助治疗的作用。

葫芦瓜具有抗病毒、防癌抗癌的功效

据有关报道，葫芦瓜具有抗病毒、防癌抗癌的功效。这主要是因为葫芦瓜中含有一种干扰素诱生剂，能使人体产生更多的干扰素，从而使细胞产生更多的“抗病毒蛋白”，并具有抑制肿瘤生长的作用，达到抗病毒、防癌抗癌的功效。

葫芦瓜中还含有较多的胡萝卜素，食后可阻止人体致癌物质的合成，防止上皮组织癌变，减少癌细胞的形成，从而降低人体癌症的发病率。

但是，这种干扰素诱生剂不耐高温，因而，葫芦瓜不宜烧得过熟，以免破坏干扰素诱生剂的活性，失去抗病毒、防癌抗癌的功效。

葫芦瓜营养保健养生美食

香菇炒葫芦瓜

原料：鲜嫩葫芦瓜250克，水发香菇100克，香葱15克。

调料：精制豆油20克，精盐、味精各适量，香油少许。

制法：(1) 将葫芦瓜去皮、籽瓤洗净，切成小块；选择小圆香菇，去根洗净；香葱洗净，切成细末；备用。

(2) 将锅烧热后，倒入豆油，待油温七成热时，放入香菇煸炒至熟软，盛起；再倒入适量豆油，待油温七成热时，放入葫芦瓜块用大火快速煸炒几下，倒入香菇丝翻炒片刻，加入精盐、味精调好口味，淋上香油，即可。

特点：清香鲜嫩。

服用：每日1剂，分2次当菜食用。

功效：清热解毒、通淋散结、防癌抗衰。

适应证：癌症术后放疗、化疗、防癌细胞转移、各种肿瘤等。

鸡蛋炒葫芦瓜

原料：新鲜葫芦瓜300克，新鲜鸡蛋3个，香葱15克。

调料：豆油35克，精盐、味精各适量，香油少许。

制法：(1) 将葫芦瓜洗净，去皮、挖去内部瓤籽，切成粗丝；香葱洗净，切成细末；鸡蛋打开，倒入碗内，加入少许精盐、香葱末搅拌均匀；备用。

(2) 把炒锅烧热后，倒入25克精制豆油，待油温六成时，放入鸡蛋液翻炒至香熟结块盛盘，备用。

(3) 再把炒锅烧热后，倒入10克精制油，待油温七成时，放入葫芦瓜片煸炒至熟软，倒入炒好的鸡蛋块翻炒均匀，加入精盐、味精调好口味，淋上香油，即可食用。

特点：清香淡雅，鲜嫩爽口。

功效：滋阴润燥、健脾和胃、扶正益气。

适应证：热病烦渴、暑热少食、血虚眩晕、失音咽痛、气血不足、病后体虚、肺胃阴伤、阴血不足、黄疸、糖尿病、水肿、肿瘤等。

肉丝炒葫芦瓜

原料：鲜葫芦瓜 300 克，猪里脊肉 100 克，鸡蛋清少许，香葱 15 克，大蒜 10 克。

调料：豆油 50 克，料酒 5 克，精盐、味精各适量，上汤、香油各少许。

作法：(1) 将葫芦瓜洗净，去皮、挖去内部瓤籽，切成细丝；猪里脊肉洗净，切成细丝，用少许精盐、少许鸡蛋清、料酒拌匀，腌制片刻；香葱洗净，切成小段；大蒜去皮、洗净，切成细末；备用。

(2) 把炒锅烧热后，倒入 35 克豆油，待油温六成时，放入猪肉丝炒散至上色，备用。

(3) 再把炒锅烧热后，倒入 15 克精制豆油，待油温七成时，放入大蒜末炒出香味，放入葫芦瓜片煸炒至软，加入炒过的猪肉丝翻炒均匀，倒入少许上汤，加盖烧一下，加入精盐、味精调好口味，放入香葱段炒几下，淋上香油，即可食用。

特点：清香鲜美，肉嫩可口。

功效：健脾开胃、利水解毒。

适应证：烦热口渴、暑热少食、食欲不振、肺阴不足、营养不良、糖尿病、黄疸、水肿、尿道结石、肿瘤等。

番茄葫芦瓜汤

原料：新鲜葫芦瓜 250 克，新鲜番茄 250 克。

调料：豆油 25 克，番茄酱 15 克，白糖 10 克，香醋 5 克，精盐适量。

制法：(1) 将葫芦瓜洗净，去皮、挖去瓤，切成滚刀块；番茄洗净，切成角块；备用。

(2) 把炒锅烧热后，倒入豆油，待油温六成热时，放入番茄酱、番茄煸炒出红油，放入葫芦瓜块翻炒均匀，倒入适量清水，先用大火煮开后，再文火煮沸一下，加入白糖、香醋、精盐调好口味，即可食用。

特色：汤色红润，酸咸味浓。

功效：健脾开胃、清热解毒、利水通淋。

适应证：暑热少食、烦热口渴、消化不良、食欲不振、糖尿病、肝硬化腹水、水肿、尿道结石、淋病、肿瘤等。

葫芦瓜三丝汤

原料：葫芦瓜 200 克，水发玉兰笋 80 克，榨菜 30 克，豆腐干 2 块上汤 300 克。

调料：精制豆油、精盐、味精各适量，香油少许。

制法：(1) 将葫芦瓜去皮、瓤，洗净，切成细丝；玉兰笋洗净，切成细丝；榨菜洗净，切成细丝；五香豆腐干洗净，切成细丝；备用。

(2) 把锅烧热后，倒入豆油，待油温七成热时，放入玉兰笋丝、五香豆腐干丝煸炒，倒入上汤煮沸片刻，加入葫芦瓜丝、榨菜丝煮沸一下，放入精盐、味精调好口味，淋上香油，即可。

特点：清香味鲜。

功效：清热止渴、利水消肿、通淋散结。

适应证：烦热口渴、尿道结石、黄疸、肝硬化腹水、肾炎水肿、糖尿病、肿瘤等。

葫芦瓜青口鲜汤

原料：新鲜葫芦瓜 250 克，新鲜青口贝 300 克，生姜 15 克，香葱 15 克。

调料：精盐、味精各适量，香油 8 克。

作法：(1) 将葫芦瓜洗净，去皮、挖去瓤，切成滚刀块；青口贝洗净，用淡盐水浸泡 1 小时，捞出沥干；生姜去皮、洗净，切成细丝；香葱洗净，切成细末；备用。

(2) 把葫芦瓜块、生姜丝一起放入锅内，倒入适量清水，用大火煮沸后，改用文火煮沸至八成熟时，放入青口贝再煮沸至开口即可，加入精盐、味精调好口味，撒上香葱末，淋上香油，即可食用。

特点：清淡爽口，味道鲜美。

功效：祛火除烦、清热消暑、利水通淋。

适应证：暑热少食、暑热烦渴、胸中烦热、黄疸肝炎、肝硬化腹水、水肿、高脂血症、糖尿病、冠心病、高血压、淋病、小便余沥、尿道结石、肿瘤等症。

备注：青口贝又称翡翠贻贝，干制后称为“淡菜”。

葫芦瓜康复食疗妙方

方一

适应证：牙龈红肿、齿摇疼痛。

妙方：葫芦瓜籽 10 克，牛膝 5 克。

用法：将上物放入锅内，倒入 2 碗清水，煎至 1 碗，即可。用煎水含漱口，每日

4～5 次，每日 1 剂。

功效：清热解毒、消肿止痛。常用有良效。

方二

适应证：喘息咳嗽。

妙方：新鲜葫芦瓜（切碎）350 克，刀豆 15 克，生姜 3 片。

用法：将上物放入锅内，倒入 3 碗清水，煎至 1 碗，即可服用。

服用：每日 1 剂，2 次水煎服。

功效：润肺散寒、止咳平喘。

方三

适应证：慢性肾炎、面目水肿。

妙方：新鲜葫芦瓜（切碎）150 克，冬瓜皮、西瓜皮各 30 克，红枣 10 枚。

用法：将上物放入锅内，倒入 3 碗清水，煎至 1 碗，即可服用。

服用：每日 1 剂，2 次水煎服。

功效：清热解毒、利水消肿。

方四

适应证：尿道结石。

妙方：新鲜葫芦瓜 500 克，茶叶 2 克，清水 1 500 毫升。

用法：先将葫芦瓜洗净，切成中块，放入锅内，倒入清水，用大火煮沸片刻，再冲泡茶叶，即可服用。

服用：每日 1 剂，数次水煎冲泡，当茶饮用。

功效：清热除湿，利水化石。

方五

适应证：糖尿病。

妙方：新鲜葫芦瓜（切碎）300 克，冬瓜 150 克，荷叶 60 克。

用法：将上物放入锅内，倒入 3 碗清水，煎至 1 碗，即可服用。

服用：每日 1 剂，2 次水煎服。

功效：清热、利湿、消渴。

方六

适应证：消化道肿瘤。

妙方：新鲜葫芦瓜(切块)250 克，绿豆芽 150 克。

用法：将葫芦瓜、绿豆芽洗净，放入锅内，倒入 3 碗清水，用文火煎至 1 碗，备用。

服用：每日 1 剂，2 次水煎服，连服 15 天以上。

功效：清热解毒、抗瘤消肿。

番茄——健胃消食、补肾平肝

话 说 番 茄

番茄又称西红柿、洋柿子等，为茄科植物番茄的果实，原产于安第斯高原的厄瓜多尔、秘鲁等地，传入我国的栽培的历史不长，至今不过300多年。现在全国各地均普遍栽培，夏秋季出产较多。番茄为一年或多年生草本植物，花、果期为夏、秋季。夏、秋季果实成熟时采收供应市场。

番茄的品种约有100多个，如秃尖粉、苹果青、小桃柿等。番茄性好温暖，喜阳光充足、空气较干燥的地方，除露地栽培外，还有用温室、阳畦、塑料薄膜大棚和小棚等方式栽培，一年四季均能生产。

【典故传说】

传说，番茄原来生长在秘鲁的丛林之中，由于它的果枝上长满了茸毛，并且分泌出一种有怪味的汁液，所以当地人们把它视为毒果，并给它起了一个吓人的名字——狼桃。

有一位秘鲁姑娘失恋，又得了贫血症，想吃狼桃自尽，但吃后非但没有中毒，反而感到口味不错，酸中带甜。于是她经常采摘狼桃吃，贫血病也给渐渐地治好了。

到了16世纪，英国公爵俄罗达利去美洲旅游，回国时摘了一颗狼桃作为礼物带给他的情人伊丽莎白女王。从此，狼桃被欧洲人冠以“爱情的苹果”。他们把番茄种在皇家花园里，供皇室和贵族观赏。后来种植的人增多了，人们把它作为礼品馈赠情人。

到了18世纪，欧洲人还一直把番茄视为毒果。有位法国画家在为番茄写生时，见它芙蓉香色、浆果艳丽、逗人喜爱，动了品尝的欲念，冒着生命危险吃了一只，不但没有任何中毒反应，反而觉得甜酸可口，从此人们开始食用番茄。

番茄从欧洲或东南亚传入我国，已有300多年的栽培历史。据《群芳谱》载："番茄一名六月柿，茎似蒿，高四五尺，叶似艾，花似榴，一枝结五实或三四实，一树二三十实，缚作架。最堪观，火伞火珠，未是为喻，草本也，来自西番，故名。"这就是西红柿（番茄）得名的由来。

【烹饪简介】

番茄吃法多种多样，可鲜食、炒食、做汤、做馅等。

番茄鲜食可作水果食用，加糖拌食能为人体提供丰富的糖分、维生素和矿物质。番茄烧豆腐、番茄炒蛋，既有风味，能增添蛋白质，又能使菜肴色泽丰富，诱人食欲，是夏季最受少年儿童欢迎的家常菜。

将番茄去皮、去子后做馅料，做成番茄馅饼、番茄煎饺，外焦里嫩，清香酸鲜，别具一格，吃起来其味甚美。

番茄是烹饪西菜的主要蔬菜之一，做色拉、罗宋汤、都要用番茄作为重要配料。将番茄洗净，切成小块，与其他蔬菜一起做成色拉菜，色彩丰富，美味可口。罗宋汤中一定要放入番茄，将番茄炸出红油，倒入煮熟的汤水中，色泽红润，鲜酸开胃，风味极佳。

番茄炒食先要用热油煸炒2～3分钟后，使番茄红素充分溶解于食油之中，再加入食盐，不可提前放盐，这样可以保持番茄中90%以上的维生素C。用番茄煮汤一定要先将其他食材及汤水煮沸后，再放入番茄，这样可最大限度地保持番茄中水溶性维生素不至于流失。

烹饪番茄时间不宜煮的过久，以免营养物质流失，如烹饪时放入一点食醋，既能破坏番茄中有害的番茄碱，又能增加菜肴的酸鲜度。

不管用番茄炒食或做汤，最好选择，果色火红，肉厚汁多，酸甜适度的为佳。这样烧出来的菜肴色泽红润，鲜酸味浓，菜色与味道均好。

选购小窍门

选购番茄，要以果形扁圆球或近圆球形，表皮光滑，果色火红，肉质肥厚，成熟适度，酸甜适口，无裂口，蒂大脐小，心室小者为佳品。

如果番茄下部长得不是圆形，而是尖形或大肚形，一般就是过分使用激素所致，不要购买。

【营养价值】

一般人喜欢吃粉红色的番茄，而不爱吃红色的，但是红色的番茄营养价值即高于其他任何颜色的番茄。

番茄富含有多种营养物质，其中胡萝卜素，可保持皮肤弹性，促进骨骼钙化，防治小儿佝偻病、夜盲症、干眼症；其中维生素C含量虽不很高，因有有机酸和抗坏血酸酶的保护，一般不容易在烹饪中被破坏，故其吸收利用率较高。维生素C可以软化血管，防治动脉硬化，可与亚硝胺结合，有预防癌症的作用，常食番茄还可防治牙龈炎、牙周病、鼻出血、坏血病等疾病。

番茄中所含有的维生素P，能减少血管脆性，降低血管通透性，增强维生素C的活性，有预防脑出血、视网膜出血、高血压、冠心病、紫癜等疾病的作用；其中烟酸（维生素PP），可保护心血管，降低血胆固醇、三酰甘油等作用。

番茄还含有一种抗癌和抗衰老的物质，叫做谷胱甘肽，可使机体内某些细胞推迟衰老及使癌症的发病率下降。此外，番茄含有一种抑制酪氨酸酶的活性物质，使色素沉着皮肤和内脏的色素减退或消失，保护皮肤的洁净，预防蝴蝶斑和老年斑的形成，有较好的美容作用，因而，番茄是理想的保健美容蔬菜。

近年来，营养专家研究发现，番茄中所含的番茄红素是一种优质抗氧化剂，其清除人体内的自由基及抗癌作用是β-胡萝卜素的2倍，常食番茄红素能延缓人体衰老，预防肺癌、乳房癌、结肠癌、子宫癌等癌症。但是，番茄红素在含有脂肪的状态下更易被人体吸收，所以用油炒食番茄，更有利于人体吸收番茄红素，才能起到更好的养生保健、预防疾病的功效。

【文献记载】

我国历代医学家把番茄视为治病的良药，并根据临床实践对其药用价值进行了研究与论述，现选录如下。

古代地方药物学专著《陆川本草》载，番茄“生津止渴，健胃消食，治口渴，食欲不振”。

《食物中药与便方》称，番茄“清热解毒，凉血平肝”。

【适宜应用】

中医学认为，番茄性微寒，味甜酸，入肾、肝、脾、胃经，具有健胃消食、补肾平肝、清热解毒、养阴生津、补血凉血、美容抗衰等功效，适应暑热内盛、热病发热、热病伤津口渴、烦热口渴、口舌生疮、牙龈出血、眼底出血、食欲不振、胃热口苦、肝阳上亢等病症。

现代医学研究发现，番茄可防治贫血、夜盲症、食欲不振、急慢性肝炎、急慢性肾炎、高血压、冠心病、动脉硬化、肥胖症、癌症等病症。

据现代药理学研究发现，番茄有降脂、降压、消炎、抗真菌的作用。

温馨提醒

番茄因性寒，故凡脾胃虚寒、妇女月经期者不宜生食；凡急性肠炎、菌痢、溃疡病活动期患者不宜食用；番茄不宜空腹食用，因番茄中所含的大量的胶质、果质等成分容易与胃酸结合形成不溶于水的块状物，阻塞胃道，引起胃腹部痉挛、疼痛。番茄与鱼、虾、螃蟹、海藻、石榴相克，不宜同食，以免引起烧心、恶心、呕吐、腹胀、腹痛、腹泻等不良反应。

千万不可食用吃未成熟的青皮西红柿。这是因为青皮番茄尚未成熟时，内含对人体有毒的生物碱苷（龙葵碱），其毒性与青皮发芽土豆相同，食用后常会感到身体不适，特别是口腔会感到苦涩，严重时还会出现中毒现象。

番茄的食疗功效

近几十年来，国内外有关专家运用现代科学技术对番茄进行了各方面的研究，对其药理研究结果概述如下。

番茄是保护视力、预防白内障的佳品

据有关专家研究发现，番茄中所富有的番茄红素、维生素 A、C 等营养成分，是一种有很强作用的抗氧化剂，具有抑制脂质过氧化的作用，能防止自由基的破坏，预防视网膜黄斑部位的脂肪氧化，抑制视网膜黄斑变性，可以吸收进入眼球内的有害光线，延缓眼球老化，保护视网膜中心部位黄斑的健康，维护人体的正常视力。

因此，番茄是保护视力、预防白内障、夜盲症的佳蔬，中老年人、用眼过度者、电脑操作者、出租车驾驶员等常食番茄对维护视力正常的生理功能大有益处。

番茄是润肤防晒、祛除蝴蝶斑的美容品

据有关美容专家研究认为，番茄中所富含抗氧化剂——番茄红素，是目前常用抗氧化剂维生素E的100倍，是β-胡萝卜素的两倍之多，具有润泽肌肤，减少紫外线对皮肤的损伤，尤其在烈日当空的夏天，番茄红素比任何的防晒霜具有更好的润肤防晒的效果，每天人体只要摄入15毫克番茄红素就可以将晒伤的危险系数下降40%。因此，经常外出的妇女每天食用2～3个番茄，就能达到润肤防晒的良效。

据现代药理学研究发现，番茄中所富含洁白皮肤的维生素C、滋润皮肤的烟酸，更重要的是其所含有的谷胱甘肽，具有去除面部色斑的作用。如人体缺少谷胱甘肽，会可使皮肤的酪氨酸酶活性增加，而酪氨酸在酪氨酸酶的作用下形成多巴，进而氧化形成黑色素，发生色素沉着，出现黄褐斑、蝴蝶斑。而维生素C、烟酸、谷胱甘肽等物质，可抑制酪氨酸酶的活性，使沉着的色素减退或消失。

因此，年轻女性、更年期妇女常食番茄，能抑制黑色素的形成和在皮肤中的沉着，具有去除蝴蝶斑、黄褐斑、面部色斑的美容效果。

番茄有净化血液，预防脑血栓、心肌梗死的功用

据国外专家研究发现，从番茄子周围黄色果冻状的汁液中分离出来了一种被称为P_3的物质，它具有降低血清中三酰甘油和高胆固醇，调节人体血脂平衡，抗血小板凝聚，降解血栓，净化血液的功效，使血液循环顺畅，有效地阻断心脑血管疾病的诱发因素，具有预防脑血栓、心肌梗死的作用。因此，冠心病、脑血栓、心脑血管疾病等患者每天适量饮用番茄汁有益于疾病的康复。

番茄是增强生育力的“爱情的苹果”

自从番茄被欧美国家称为“爱情的苹果”之后，就被移植到西印度群岛的一个叫“圣克莱克斯岛”。该岛虽然面积广大，但人口却稀少。但自从番茄移植该岛之后，居民的日常饮食中，增添了这种新食物，人口便一天比一天多起来，岛上居民的生殖率扶摇直上。直至目前，“圣克莱克斯岛”已成了人口稠密的大岛屿。

据有关专家调查认为，这是由于番茄富有番茄红素、维生素 A、B、C、苹果酸、柠檬酸等营养成分，对于人体生殖机能做出重要的贡献。人体摄取番茄后，这些的营养成分能聚集于前列腺、肾上腺等处，促使前列腺液分泌旺盛，可维护射精功能；女性多吃番茄可激发性欲和激情。当地人还有一种增强生育力的独特的配方，用新鲜番茄汁与新鲜的生鸟蛋黄混合拌匀饮用，可提高性欲，增强生殖机能。

由此可见，番茄是增强生育力的“爱情的苹果”，生育时期的青年男女常食番茄对繁殖后代具有重要的意义。

番茄红素是抗衰老、防疾病、抗癌症的灵丹

番茄中所富含类胡萝卜素的番茄红素，是一种具有极强的抗氧化剂，是具有强抗氧化能力的天然物质，有“植物黄金”之称，被誉为“21 世纪保健品的新宠”。番茄红素能通过消化道黏膜吸收进入人体的血液和淋巴，分布到肺、肝、胰腺、结肠、肾上腺、前列腺、卵巢、睾丸、皮肤以及各种黏膜组织等，清除这些器官和组织中的自由基，保持细胞正常代谢，预防人体衰老，促进腺体分泌激素，从而使人体保持旺盛的精力，可预防呼吸道疾病、心脑血管疾病、骨质疏松症等疾病。

据多年来国外综合报道，1959 年，美国有关科学家首次报道，番茄红素具有抗癌功用；1985～1991 年，意大利有关医学研究院用大剂量番茄红素进行预防癌症试验，发现血清番茄红素浓度与胃癌发病率成负相关，进一步证实番茄红素可以降低癌症的发病率；1989 年，美国有关科学家进行动物实验证实，番茄红素可降低肺癌的发病率；1992 年，美国哈佛大学医学院试验证明，血清番茄红素的水平与胰腺癌呈负相关；美国哈佛大学专家还对 47 000 名男子经过 6 年的长期研究证实，血清中番茄红素含量高者患前列腺癌机会少 44%。

据国外有关专家研究认为，番茄红素具有极强的清除自由基的能力，能维护组织细胞的正常生理功能，增强机体免疫力，使脱氧核糖核酸及基因免遭破坏，抑制癌细胞的繁殖，阻止癌变进程，除了对前列腺癌有预防作用外，还能有效减少胰腺癌、直肠癌、喉癌、口腔癌、肺癌、乳腺癌等癌症的发病危险。

因此，番茄红素是抗衰老、防疾病、抗癌症的灵丹，常食番茄摄取大量番茄红素对养生保健、延缓衰老、预防疾病大有裨益。

番茄营养保健养生美食

番茄荷花

原料：新鲜番茄350克（约5只，大小要一样的），新鲜山药50克。

调料：白糖50克。

制法：（1）将番茄用凉开水洗净，从上边往下分瓣切，不要切到底，然后用手掰成荷花状，放在盆内，中间1只，周围4只；山药洗净，用沸水煮熟，捞出待冷却后，去皮切成12粒黄豆一般大小的颗粒，用作莲子，每朵荷花中放入4颗，备用。

（2）食用时，将白糖均匀地撒在番茄荷花上，即可食用。

特点：造型美观，酸甜可口。

功效：养阴生津、补肾平肝、美容抗衰。

适应证：热病发热、食欲不振、胃热口苦、肝阳上亢，肥胖症，高脂血症，动脉硬化等。

酸奶番茄

原料：新鲜番茄2个，新鲜黄瓜150克，新鲜洋葱末15克，新鲜香菜末10克，酸奶250克。

调料：香芹菜籽粉4克，精盐、味精各适量，橄榄油少许。

制法：（1）将番茄洗净，用开水烫后剥皮，切成小块；黄瓜用凉开水洗净去皮，切成小块，撒上洋葱末、精盐、味精拌匀腌至入味，备用。

（2）将番茄块、黄瓜块装盆，加入酸奶、香芹菜籽粉，橄榄油少许拌匀调好口味，加盖置于冰箱冷藏1～2小时，食用时撒上香菜末，即可服用。

特点：酸咸爽口，印度风味。

服用：每天当饭吃上1～2顿，连食6～8天，将获较好的瘦身健美效果。

功效：清热解毒、祛脂减肥。

适应证：肥胖症、高脂血症、动脉硬化等。

印度番茄色拉

原料：新鲜番茄300克，新鲜青椒50克，苹果1个，新鲜香菜、新鲜洋葱各20

克，生姜5克。

调料：橄榄油5克，柠檬汁30克，精盐、味精各适量，胡椒粉少许。

制法：(1) 将番茄洗净，用开水烫后去皮，切成圆片；香菜、洋葱均用凉开水洗净，切成细末；青椒去蒂、籽，用凉开水洗净，切成薄圈；苹果洗净、去皮，切成薄片；生姜用凉开水洗净，切成薄片，备用。

(2) 将番茄片、香菜末、洋葱末、生姜片、苹果片放入盘中，倒入橄榄油、柠檬汁、精盐、味精、胡椒粉调好口味，放上青椒圈，置于冰箱冷藏1小时，即可食用。

特点：清口酸咸，印度风味。

功效：健胃消食、消食祛脂。

适应证：单纯性肥胖症，高脂血症，动脉硬化等。

番茄鲜奶羹

原料：新鲜番茄400克，新鲜牛奶1瓶。

调料：精盐、味精、香油、淀粉各适量。

制法：(1) 将番茄洗净，切成小块，把精盐、味精、牛奶、淀粉调匀稀糊状成牛奶汁，备用。

(2) 将适量清水倒入锅内，用大火煮沸后，放入番茄块，再煮沸时放入牛奶汁调匀，待汁稠厚些盛出，淋上香油，即可食用。

特点：鲜奶浓郁，酸咸适口。

功效：健脾开胃、生津止渴。

适应证：高血压、冠心病、动脉硬化、肥胖症、病后热症、癌症等。

番茄营养蜜汁

原料：新鲜红熟番茄2个，新鲜甜橙1个，新鲜胡萝卜1根。

调料：蜂蜜适量，橄榄油少许。

制法：(1) 将番茄用凉开水洗净，切成中块；甜橙用凉开水洗净，一剖两半；胡萝卜用凉开水洗净，切成中块，备用。

(2) 先把番茄块、胡萝卜块放入榨汁机内，榨取原汁，再挤榨甜橙汁，两汁与蜂蜜、少许橄榄油一起混合拌匀，即可饮用。

特点：色泽诱人，甜中带酸。

服用：每日1～2剂，当饮料服用。现做现饮，以免变质。

功效：解渴消食、祛脂减肥、软化血管。

适应证：肥胖症、高血压、消化不良、动脉硬化、癌症等。

备注：番茄营养蜜汁中加入少许橄榄油，可使胡萝卜素溶入果汁中，更有利于人体消化吸收。

保健活力鲜汁

原料：新鲜番茄2个，新鲜胡萝卜1小根，新鲜丝瓜1小根，新鲜地瓜1/4只，新鲜青色卷心菜100克。

调料：蜂蜜适量，橄榄油少许。

制法：(1) 将番茄、胡萝卜用凉开水洗净，切成条块，丝瓜、地瓜去皮后，用凉开水洗净切成条块；卷心菜用凉开水洗净，沥干水分，切成中块；备用。

(2) 把番茄块、胡萝卜块、丝瓜块、地瓜块、卷心菜块放入榨汁机内，榨取原汁，调入蜂蜜、少许橄榄油拌匀，即可饮用。

特点：清甜凉爽，营养丰富。

服用：每日1剂，当饮料服用。

功效：健胃消食、补肾平肝、瘦身健美。

适应证：肥胖症、胃溃疡、慢性病、体质虚弱、癌症等。

番茄康复食疗妙方

方一

适应证：牙龈经常出血。

妙方：番茄2个。

服用：每日1剂，分2次食用，每次1个当水果生吃，连吃半个月。

功效：养阴、凉血、止血。

方二

适应证：感冒口干舌燥。

妙方：番茄汁1/2杯，甘蔗汁1酒盅。

服用：将上两汁混合均匀，1次饮完。每日服2次，连服3～5天。

功效：清热解毒、生津止渴。

方三

适应证：高血压。

妙方：新鲜熟红番茄 2 个。

服用：每日 1 剂，早晨空腹生食，连食 15 天为 1 个疗程。

功效：清热凉血、平肝降压。

方四

适应证：糖尿病口渴。

妙方：番茄 2～3 个，新鲜猪胰 1 具。

用法：将番茄、猪胰洗净、切碎，放入锅内，用清水煮沸成菜汤，加入油盐调味，即可服用。

服用：每日 1 剂，分 2 次当菜汤服用。

功效：养阴平肝、生津止渴。

方五

适应证：高温中暑。

妙方：番茄 250 克。

用法：将番茄洗净、切片，放入锅内，倒入 2 碗清水，煎至 1 碗，即可服用。

服用：每日 1 剂，多次水煎，当茶服用。

功效：清热解暑、养阴生津。

方六

适应证：便秘。

妙方：番茄 300 克，嫩丝瓜 100 克，蜂蜜适量。

用法：将番茄洗净，切成小块，丝瓜去皮，洗净，切成小块，把两物一起捣烂，用纱布绞取原汁，加入蜂蜜拌匀，即可服用。

服用：每日 1 剂，1 次饮完。

功效：清热润肠、通便排毒。

辣椒——温中散寒、活血消肿

话说辣椒

辣椒又称辣子、番椒等，为茄科植物辣椒的果实。辣椒原产于南美洲热带地区，大约在公元17世纪传至我国，现全国大部分地区均有栽培，其中以四川、湖南、湖北产量最多。辣椒为一年生草本植物，花、果期6～11月，夏、秋季果熟时采收供应市场。

我国辣椒的品种很多，约有数百种，大致可分五大类：松桃椒类，这种辣椒小如樱桃，有红色、紫色及黄色，味极辣，多作于辣椒用；簇生椒类，这种辣椒果实簇生向上，细长，果肉薄，种子多，味辣，多作干辣椒用；圆锥椒类，果实圆锥形或圆形，味极辣；长辣椒类，果是长角形，状如羊角，亦称羊角椒，肉质较厚，辣味强，嫩时可作蔬菜食用，老熟后可晒制干辣椒；灯笼椒类，果实大形状有灯笼形、柿子形、苹果形等，肉质厚，微辣带甜，一般作蔬菜食用。

【历史概述】

15世纪末，哥伦布发现美洲大陆之后把辣椒带回欧洲，由此传至世界各国，成为各国人民喜欢食的蔬菜。印度人称辣椒为“红色牛排”；墨西哥人将辣椒视为“国食”。

在美国哈奇城，每年9月5日都要举行“辣椒节”，主要内容是比赛用辣椒烹饪菜肴的技术，获奖的辣椒菜肴，可载入《哈奇辣椒节菜谱》。

而巴西人每年要举行吃辣椒比赛，据说有一位吃辣椒冠军在10分钟之内吃下125个有“辣魔”之称的尖头辣椒，可见巴西人吃辣的厉害。东南亚及阿拉伯人都十分爱用辣椒烹调菜肴，几乎所有的菜肴中都少不了辣椒。

辣椒于明代传入中国，最初只是作为观赏植物。明代《草花谱》载有“番椒”；我国较早的园艺学专著《花镜》成书于清代康熙年间，作者陈淏子记载了

“番椒”的生长形态。

我国最早品尝辣椒的是“下江人”，也就是生活在长江下游一带的人民。至清代嘉庆之后，辣椒很快从江浙、两广传到长江上游、西南地区。川、赣、湘、黔、滇等地区已“种椒为蔬”，“择其极辣者，且每饭每菜，非辣不可”，“无椒芥不下箸也，汤则多有之”，当时，辣椒成为一种大众化蔬菜，甚至没有它就无法下饭，可见人们对它的钟爱，尤其是四川、湖南素有“辣不怕、怕不辣”之称。

辣椒经过历代劳动人民的辛勤培育，至今品种已达数百种，贵州绥阳盛产的朝天椒是优质品种，味极辣，香味强，绥阳于 1999 年被中国农学会特产经济专业委员会命名为“中国辣椒之乡”。

【典故传说】

中原地区有一种辣椒叫“秦辣”，有关这“秦辣”的由来还有一个传说。

相传南宋时，岳家军击败了金兀术，奸相秦桧认敌作父，阴谋将岳飞害死在杭州的风波亭。中原百姓都说秦桧手比蝎子毒，心比辣椒还辣。城里小贩卖辣椒时，大叫卖“秦辣”，反映了当时人民十分痛恨卖国贼秦桧的心情。

【烹饪简介】

辣椒可以炒食、煮食、生吃和腌制，还可以制成辣油、辣椒粉、辣椒酱等调味品。

江南一带人喜食灯笼椒、柿子椒，口味清淡，微辣带甜，如“糖醋甜椒”、“甜椒炒干丝”、“圆椒炒毛豆”、“青椒炒肉丝”等都是夏令的开胃菜。

辣椒是我国许多地区重要的调味品，可烹饪出风味各异的“辣味”菜肴，如“酸辣黄瓜”，开胃消食；“麻辣豆腐”，麻辣利口；“辣子鸡丁”，鲜辣味美；再如我国“宫爆肉丁”、“鱼香肉丝”等名菜，一定要用辣椒佐味，如缺少了它，这些菜就无法烹饪，也就是因为这些菜中配上了辣椒，才使这菜肴香辣鲜美，独具风味。

用鲜嫩的辣椒炒食，宜旺火炒快速煮，因为加热的时间短，可保持辣椒嫩绿爽脆，避免维生素 C 被破坏。切干辣椒时，最好先要把菜刀放入冷水里浸一下，这样再切干辣椒，就可避免“辣”到眼睛了。

选购小窍门

选购鲜辣椒，要以果形大小均匀，新鲜脆嫩，果体坚实，肉厚质细，无黑斑、虫咬者为佳品。

辣椒的颜色与辣度有一定关系，通常红辣椒要比绿辣椒，绿辣椒则比黄色、紫色的辣椒辣。一般辣椒成熟时都会变成红色，辣味也最强；黄色、紫色辣椒等大多为甜椒。

【营养价值】

辣椒营养丰富，含有辣椒碱、蛋白质、脂肪、β-胡萝卜素、钙、磷以及大量的维生素 C 等物质，能降低胆固醇，提高荷尔蒙分泌，预防动脉硬化、控制心血管病，有助于降低某些肿瘤及其他一些随年龄增长而出现的慢性病的风险。

据《英国营养学杂志》报道，有关专家研究发现，经常食用辣椒可以有效延缓动脉粥样硬化的发展及血液中脂蛋白的氧化，对预防冠心病大有裨益。

辣椒中所含的维生素 C 在各种蔬菜中位居第一，一个人一天吃 100 克辣椒就可以满足身体对维生素 C 的需要。维生素 C 可使呼吸道畅通，可防治感冒、咳嗽、癌症等。

辣椒中所含的辛辣素，可以刺激唾液腺及胃腺分泌唾液、胃液，能加速食物的消化作用，所以吃辣椒能增进食欲，增强体力。

辛辣素还能刺激心脏，加快跳动，使血液循环加速，促进新陈代谢，有活血助暖的作用，可以改善怕冷、血管性头痛，预防风湿性关节炎、风湿热、神经痛、冻疮等症。

【文献记载】

我国历代医学家把辣椒视为治病的良药，并根据临床实践对其药用价值进行了研究与论述，现选录如下。

明末医学家姚可成在其撰的《食物本草》中曰，辣椒“消宿食，解结气，开胃口，辟邪恶，杀腥气诸毒”。

清代医学家赵学敏在其撰的《本草纲目拾遗》中言：“辣茄性热而散，亦能祛水湿。有小童暑月食冷水，卧阴地，至秋疟发，百药罔效，延至初冬，偶食辣酱，颇适口，每食需此，又用以煎粥食，未几，疟自愈。良由胸膈积水，变为冷痰，得辛以散之，故如汤沃雪耳。”

古代药物学专著《药检》载，辣椒“能祛风行血，散寒解郁，导滞，止泄泻，擦癣”。

古代药物学专著《药性考》称，辣椒“温中散寒，除风发汗，去冷癖，行痰逐湿”。

古代植物学专著《百草镜》道，辣椒“熏壁虱，洗冻疮，浴冷疥，泻大肠经寒癖”。

古代食物学专著《食物宜忌》说，辣椒“温中下气，散寒除湿，开郁去痰，消食，杀虫解毒。治呕逆，疗噎膈，止泻痢，祛脚气”。

【适宜应用】

中医学认为，辣椒性大热，味辛，入脾、胃经，具有健胃消食、温中散寒、发汗除湿、祛风下气、活血消肿等功效，适应伤风感冒、呕吐、消化不良、胃寒胃痛、胃肠胀气、泻痢、神经痛、风湿性关节炎、腰肌痛、风湿热、冻疮等病症。

现代医学研究发现，辣椒可防治消化不良、风湿热、神经痛、风湿性关节炎、肥胖症、冻疮等病症。

另据研究发现，辣椒有健胃、促进食欲、改善消化、利尿、解热、镇痛、抗菌、杀虫、兴奋子宫的作用。

温馨提醒

辣椒是刺激性较强的食物，健康人少食有健脾之功，过量食用可刺激胃黏膜充血而引起腹部不适，甚至痉挛。

辣椒不宜与南瓜同食，以免影响其维生素C的吸收；辣椒不宜与羊肝同食，避免降低其营养价值。食用辣椒时更不宜同时饮用白酒，否则助长酒精的麻醉作用，令人疲倦、酒醉。

辣椒性大热，故凡眼有炎症、阴虚火旺、肺结核、食道炎、胃炎、肠燥便秘、肾炎、疖疮痈肿、痔疮患者均宜忌食；凡甲亢、失眠、牙痛、喉炎、咳嗽、高血压等患者，也应少食为宜。

辣椒的食疗功效

近几十年来，国内外有关专家运用现代科学技术对辣椒进行了各方面的研究，对其的药理研究结果概述如下。

辣椒有活血、镇痛、抗炎的作用

据医学研究表明，辣椒中富含的辣椒素，能促使体内血液循环加快，促进发汗，温暖身体，缓解肌肉疼痛，有明显活血、镇痛、抗炎作用，对肋间神经痛、痛风、风湿病、坐骨神经痛均有较好的治疗作用。

临床上曾用辣椒治疗风湿痛、风湿性关节炎、类风湿关节炎、慢性腰背痛、肋间神经痛、坐骨神经痛、软组织伤痛等，用药后即疼痛消失或减轻，关节肿胀消退或好转，功能恢复或改善，效果较好。

辣椒具有减肥降脂的健美功用

据现代药理学研究发现，辣椒含有丰富的辣椒素，能够促进脂肪的新陈代谢，有效地燃烧体内的脂肪，增加人体能量的消耗，减少体内脂肪沉积，具有减肥降脂的健美功用。

目前日本市场上，已开发出不少适合女性食用的减肥瘦身辣椒制品。笔者认为，要达到与保持减肥瘦身的效果，除了借助一些减肥制品，最关键的是要长期参加体育活动，严格控制饮食，才能长期保持苗条而健美的身材。

辣椒是治疗冻疮、冻伤的"灵丹"

据现代药理学研究发现，辣椒含有丰富的辣椒素，可强烈刺激感觉神经末梢，促进局部血管起反射性扩张，加快局部血液循环，使皮肤温度提高，温暖感，治疗冻疮、冻伤有良好的疗效。

临床上曾用辣椒酊剂治疗冻疮、冻伤 200 例，治愈 188 例，有效 8 例，无效 4 例。治愈者最少用药 1 次，最多者 11 次，绝大多数在 5 次以内。由此可见，辣椒是治疗冻疮、冻伤的"灵丹"。

辣椒是预防癌症的佳蔬

据现代药理学研究发现，辣椒含有丰富的辣椒素、维生素 C，是一种抗氧化物质，它可阻止有关癌细胞的新陈代谢，抑制癌细胞的增殖，从而终止细胞组织的癌变过程，降低癌症的发生率。

因而，辣椒是预防癌症的佳品，中老年人常食辣椒对预防癌症具有积极的意义。

辣椒营养保健养生美食

甜椒拌莴笋

原料：甜椒 2 个，莴笋 150 克，香葱 20 克。

调料：香油 50 克，精盐、味精各适量。

制法：（1）将甜椒去蒂、籽，用凉开水洗净，切成中块；莴笋去皮，用凉开水洗净，切成滚刀块，撒上精盐腌至出汁水，沥干水分；香葱洗净，切成细末，用香油炒至出香味成葱油，备用。

（2）把甜椒块、莴笋块装盆，加入精盐、味精拌匀调好口味，淋上葱油，即可食用。

特点：色泽翠绿，香鲜脆嫩。

功效：健胃消食、通脉坚骨。

适应证：消化不良、肥胖症、心脏病、糖尿病、骨质疏松等。

甜椒营养色拉

原料：青、红甜椒各 1 个，卷心菜 200 克，洋葱 50 克，去皮熟土豆 100 克，新鲜番茄 100 克。

调料：色拉油 75 克，柠檬 1 个，蜂蜜 30 克，白醋 50 克，精盐、味精、黑胡椒粉各少许。

制法：（1）将卷心菜去粗梗，用凉开水洗净，切成细丝；青、红椒去蒂、籽，用凉开水洗净，切成细丝；洋葱皮用凉开水洗净，切成细末；熟土豆切丁；番茄用凉开水洗净，切成薄片；柠檬洗净，榨取原汁，备用。

（2）将沙拉油、柠檬汁、蜂蜜、白醋、精盐、味精、黑胡椒粉、洋葱末一起放入碗内，用力拌匀，调好口味成调味汁，备用。

(3) 将青红椒丝，卷心菜丝，土豆丁，番茄片装入盆内，浇上调味汁拌匀，即可食用。

特点：酸咸脆嫩，开胃增食。

功效：健胃消食、软化血管、防病抗癌。

适应证：消化不良、风湿关节痛、肥胖症、高脂血症、高血压、动脉硬化、癌症等。

蔬果酿甜椒

原料：甜椒 3 个，黄瓜 50 克，胡萝卜 50 克，苹果 1 个，芹菜叶 20 克，蒜末 10 克。

调料：番茄酱 100 克，食糖 25 克，白醋 5 克，精盐、味精、胡椒粉、橄榄油各少许。

制法：(1) 将甜椒去蒂、籽，洗净，成甜椒盅，用沸水焯一下捞起，沥干水分；黄瓜去皮籽，用凉开水洗净，切成小丁；胡萝卜去皮，用凉开水洗净，切成小丁；苹果去皮核，用凉开水洗净，切成小丁；芹菜叶用凉开水洗净，切成细末，备用。

(2) 将黄瓜丁、胡萝卜丁、苹果丁、芹菜末、蒜末放入碗内，加入精盐、味精、食糖、白醋、胡椒粉、橄榄油拌匀腌至入味，再调入番茄酱成馅，备用。

(3) 将馅装入甜椒盅内，码盆，即可食用。

特点：甜酸脆嫩，营养丰富。

功效：健胃消食、祛脂减肥、抗衰防癌。

适应证：肥胖症，高脂血症、高血压、动脉硬化、癌症等。

备注：蔬果酿甜椒中加入少许橄榄油，可使胡萝卜中胡萝卜素溶入油脂中更有利于人体消化吸收。

川式剁椒鱼头

原料：花鲢鱼头 1 个(500 克)，泡红辣椒 60 克，大蒜 15 克，生姜 20 克，香葱 25 克。

调料：豆油 10 克，蚝油 5 克，料酒 15 克，豆豉 5 克，白糖 6 克，白醋 5 克，淀粉 5 克，精盐、味精各适量。

制法：(1) 将花鲢鱼头洗净，用刀斩成两半，鱼头背相连，放入醋盐(白醋 5 克、精盐少许、清水半盆）水中浸泡片刻去其腥味，取出沥干水分，在花鲢鱼头的切面上均匀地抹上精盐、味精、料酒、白糖、蚝油、淀粉；10克生姜洗净，切成薄片；香葱去根须、洗净，一半切成小段，一半切成细末；把生姜片、香葱段垫于盘底，放上花鲢鱼头，备用。

（2）将泡红辣椒去蒂，大蒜、10克生姜去皮、洗净，放在一起剁成细末，放入碗内，加入豆豉、3克白糖、3克精盐拌匀成剁椒酱；备用。

（3）蒸锅内倒入适量清水，先用大火煮沸后，把盛放鱼头的盘放入蒸锅内，用大火约蒸10分钟至熟软，把剁椒酱均匀地铺在鱼头上，再用大火蒸2～3分钟，取出蒸鱼头盘，淋入热油，撒上香葱末，即可食用。

特点：色香诱人，鲜辣利口。

功效：温中除湿、健脾开胃、补脑益智。

适应证：饮食减少、脾胃虚寒、神经衰弱、用脑过度、记忆力衰退、神经痛、气血不足、血管性头痛等。

香辣美味大虾

原料：新鲜大海虾500克，新鲜尖红辣椒100克，干辣椒20克，香菜15克，香葱20克，生姜10克，大蒜20克。

调料：豆油150克，料酒15克，白糖15克，酱油25克，精盐、味精各适量，香油少许。

制法：（1）将海虾剪去须、脚，用刀将虾背切开，去除虾线（一条黑色的肠线）洗净，沥干水分，用料酒、少许精盐腌制片刻；尖红辣椒去蒂籽，洗净，切成条块；干辣椒用剪刀剪成中段；香菜洗净，切成小段；香葱去根须、洗净，切成小段；生姜洗净，切成薄片；大蒜去皮、洗净，切成薄片；备用。

（2）把炒锅烧热，倒入豆油，待油温六成热时，放入生姜片炸出香味，放入腌制过的海虾炸至上色，捞出沥油，备用。

（3）炒锅内留少许底油烧热后，放入尖红辣椒块、干辣椒段、香葱段、大蒜片煸炒出香味，倒入炸过的海虾、料酒、酱油、白糖翻炒至香熟，加入精盐、味精炒几下调好口味，淋上香油，撒上香菜段，即可食用。

特点：色泽红润，香辣利口。

功效：温中通络、健脾开胃、补肾壮阳。

适应证：脾胃虚寒、食欲不振、腰肌背痛、筋骨疼痛、骨质疏松、阳痿、风湿关节炎等。

辣椒炒子鸡

原料：童子鸡 1 只，新鲜尖红辣椒 100 克，大蒜片 25 克，生姜片 25 克，干红辣椒 30 克，香葱 30 克。

调料：豆油 150 克，陈皮、花椒各 5 克，料酒 30 克，白糖 10 克，精盐、味精各适量，白胡椒粉少许。

制法：(1) 将童子鸡宰杀，去毛、肠杂、脚爪洗净，沥干水分，斩成中块，加入生姜片、大蒜片、料酒、精盐、白糖、白胡椒粉用手抓均，腌渍 1～2 小时，捞出沥干水分；尖红辣椒去蒂、籽，洗净，切成中块；干红辣椒剪成中段；香葱去根须、洗净，切成细末；备用。

(2) 把炒锅烧热，倒入豆油，待油温六成热时，放入腌制过的鸡块翻炒，炸至上色，捞出沥油；备用。

(3) 炒锅内留少许底油烧热后，放入花椒炸出香味，取出花椒不要，倒入炸过的鸡块煸炒片刻，加入尖红辣椒段、生姜末、大蒜末、陈皮、精盐一起翻炒 3 分钟，再放入干红辣椒段翻炒约 5 分钟，炒至干辣椒变得脆香，加入精盐、味精炒几下调好口味，撒上香葱末，即可食用。

特点：鲜嫩味美，香辣利口。

功效：补肾强骨、健脾开胃、养血益气。

适应证：体虚食少、畏寒肢冷、虚劳羸瘦、食欲不振、消化不良、风湿骨痛、肾虚阳痿等症。

备汁：烹饪此菜肴窍门在于要用中文火慢慢地煸炒至鸡块炒干，且不能炒糊粘锅。

辣椒康复食疗妙方

方一

适应证：风寒感冒。

妙方：尖红辣椒 1～2 个，红糖适量。

用法：将辣椒去蒂、籽，洗净，切成小块，用水煎煮，加入红糖拌匀，备用。

服用：每日 1 剂，2 次水煎，趁热服用，服后卧床盖被发汗。

功效：温中祛寒、发汗解表。

方二

适应证：关节炎，关节疼痛，屈伸不利，遇寒痛甚。

妙方：干辣椒 30 克，干姜 60 克，乌头 20 克，木瓜 25 克。

制法：将上物放入锅内，加水 2 000 毫升，文火煮 30～40 分钟，备用。

用法：每日早、晚各 1 次，趁热熏患部，待药液温热时，用干净毛巾蘸药液热敷患处，如此反复 2～3 次。

功效：温经散寒、除湿止痛。

典型病例

王某某，70 岁。13 年来膝关节刺痛，屈伸不利，遇寒痛甚，伴有脚趾麻木。经本方熏洗热敷，7 天后痊愈，至今未复发。

方三

适应证：风湿性关节炎。

妙方：红辣椒 10 个，萝卜 1 个。

用法：将红辣椒、萝卜一起捣烂如泥，敷于患处，盖上纱布，外用胶布固定，敷后暂有疼痛感。

功效：通络活血、祛风止痛。

方四

适应证：外伤瘀肿（适用于扭伤、击伤、碰伤后引起的皮下瘀肿及关节肿痛等症）。

妙方：红辣椒 50 克，凡士林 250 克。

制法：先将辣椒晒干研为细粉，加入熔化的凡士林中搅拌均匀，待嗅到辣味时，冷却凝固即成膏状，备用。

用法：将药膏敷于患处，上盖纱布，外用胶布固定。每日或隔日换药 1 次，皮肤破损者忌用。

功效：祛风行血、活血消肿。经本方治疗外伤瘀肿 12 例，其中 7 例痊愈，3 例症状减轻，2 例效果不显。一般敷药 4～9 次即有效果。

方五

适应证：腋臭。

妙方：辣椒、碘酒各适量。

制法：将辣椒去蒂，切成小块，倒入碘酒密封，浸泡 2～3 天成辣椒碘酒，备用。

用法：每日 2 次，先将患处洗净，再用棉签蘸辣椒碘酒，涂于患处，连用 7～10 天。

功效：利湿杀虫、防腐除臭。

方六

适应证：冻疮初发。

妙方：尖红辣椒适量。

制法：将尖红辣椒洗净，切成小块，加入适量清水煎汤，备用。

用法：每日 2 次，趁热熏洗患处。

功效：祛寒通络、活血散瘀。本方资料选自我国民间防治冻疮良方，适合家庭应用。

茄子——活血散瘀、祛风通络

话说茄子

茄子又称矮瓜、昆父瓜等，为茄科植物茄子的果实。原产于东南亚热带地区，晋朝以后传入我国，已有1 700年之久的栽培历史。南北朝种植的茄子为圆形，与野生茄子形态相似；元代则栽培出长形茄子；到清朝末年，这种长茄被引入日本。茄子为一年生草本至亚灌木植物。花期6～8月，花后结果，夏、秋季果熟时采收供应市场。现在全国各地普遍栽培，是夏季主要的蔬菜之一。

茄子品种类型很多，以茄果的形状分，有圆形类茄及长形类茄；茄子的颜色除了常见的紫色茄子外，还有白色的、绿色的；茄子品种以北京的线茄、上海的条茄、杭州的紫红长茄、东北的鹰嘴线茄为较好品种。

【烹饪简介】

茄子的食用方法多种多样，可以拌、焖、烧、蒸、炒，也可做馅、制饼等。最简单的是“凉拌茄子”，将茄子洗净，放入饭锅上蒸，晾凉后撕成细条，放蒜泥、酱油、香油、精盐、味精，再撒上香葱，清香爽口。

“油焖茄子”是上海人喜食的家常菜，浓油赤酱，味道极佳，诱人食欲。“鱼香茄子煲”是人们上馆子点菜率较高的一道川菜，香气四溢，酸甜咸辣，汁浓色红，独具风味。

茄合也是人们喜食的茄子菜，将茄子去皮，切成厚片，上面拌上一层淀粉，放上拌好的馅，再覆以另一片茄子合在一起。然后切成菱形块，裹以调好的淀粉糊，放入油锅炸至呈金黄色即可。茄合里的馅，依自己喜好可用虾仁、海参、猪肉等，味道鲜美，别具风味。

另一种吃法是茄饼，与茄合做法差不多，把整片茄子内加上馅合在一起，外面再裹以淀粉放入油锅内炸，外焦里嫩，清香鲜美，风味隽永。

用茄子做馅包饺子，味道同样鲜美。上市旺季时，把茄子切成片晒干，冬季烧肉吃，味道更清香鲜美。

茄子切片或块后，茄肉很容易氧化变为棕褐色，影响菜色的美观。若烹饪前先把茄子放入热油锅中略炸一下，再与其他的食材一起炒，就不容易变色了。也可以把切好的茄子马上放入清水中浸泡，待烹饪时再捞起沥干，也可避免茄子变色，但这样会使水溶性维生素流失。油炸茄子会造成烟酸的大量流失，如挂糊上浆后再油炸就可减少这些营养成分的流失。

选购小窍门

选购茄子，要以茄果均匀，皮薄少籽，质地细嫩，分量较轻，色暗光滑，无斑点、裂口、锈皮为佳品。

还要注意茄蒂下部是否有一圈浅绿的环带。这环带越宽、越明显，说明茄果采收时还在生长，肉质细嫩。若这环带不明显，说明茄子采收时已停止生长，茄果已变老，皮厚籽多，就不好吃了。

【营养价值】

茄子的营养价值较高，每 100 克鲜茄中含有蛋白质 2.3 克、脂肪 0.1 克、碳水化合物 3.1 克、胡萝卜素 0.04 毫克、硫胺素 0.03 毫克、核黄素 0.04 毫克、维生素 C 3 毫克、维生素 E 0.5 毫克、烟酸 500 毫克、钙 22 毫克、磷 31 毫克、铁 0.4 毫克等，尤其是紫色茄子中维生素含量更高，还含有胆碱、水苏碱、龙葵碱、葫芦巴碱等多种生物碱。

茄子与一般蔬菜不同的是富含维生素 E 和烟酸。维生素 E 既可抗衰老，又可提高毛细血管抵抗力，防止出血；烟酸能改善微细血管脆性和通透性，增强人体细胞间的黏着力与修补能力，使毛细血管能保持弹性和正常的生理功能，有防止血管破裂的作用。

因而，高血压、脑出血、咯血、动脉硬化、眼底出血等患者常食茄子对疾病康复有良好的作用。

现代医学研究认为，茄子中所含有的龙葵碱具有抗肿瘤的作用，尤其对消化系统的肿瘤有一定的防治功用。

【文献记载】

我国历代医学家把茄子视为治病的良药，并根据临床实践对其药用价值进行了研究与论述，现选录如下。

隋代医学家崔禹锡在其编撰的《食经》中云，茄子“主充皮肤，益气力，脚气”。

唐代医学家孟诜在其编撰的《食疗本草》中言，茄子“主寒热，五藏劳。又醋摩之，敷肿毒”。

明代医学家兰茂在其编撰的《滇南本草》中叙，茄子“散血，止乳疼，消肿宽肠，烧灰米汤饮，治肠风下血不止及血痔”。

清代医学家王士雄在其编撰的《随息居饮食谱》中曰，茄子“活血，止痛，消痈，杀虫，已疟、瘕疝诸病”。

古代的药物学专著《医林纂要》载，茄子“宽中，散血，止渴”。

古代的药物学专著《日华子本草》称，茄子“治温疾，传尸劳气”。

【适宜应用】

中医学认为，茄子性微寒，味甘，入脾、胃、大肠经，具有清热解毒、活血散瘀、祛风通络、止血止痛、宽肠利气等功效，适应衄血、口舌生疮、痱子、疮疖、热毒痈疮、皮肤溃疡、肠风下血、便血等病症。

鲜茄捣烂外敷，可治疮痈红肿、皮肤溃疡、冻疮等；熟食茄子，对温热毒邪所致的发热、恶寒、寒战者有一定的辅助治疗作用。

现代医学研究发现，茄子可防治高血压、眼底出血、脑出血、冠心病、动脉硬化、痔疮、癌症等病症。

温馨提醒

茄子因性凉，故凡慢性腹泻、消化不良、脾虚泄泻、中焦虚寒、易发痼疾者不宜多食。

老茄子其性更寒，秋后的老茄子含有较多茄子碱，多吃对人体健康不利，民间有“秋后不食茄子”之说，尤其哮喘、脾胃虚寒、体弱、便溏者不宜食用，以免引起不良反应。

茄子与黑鱼、墨鱼、螃蟹相克，不宜同食，以免引起腹胀、消化不良、腹泻等不良反应。

动手术之前的患者忌吃茄子，因为茄子中的某些物质可能影响麻醉药的正常分解，会延缓患者的苏醒时间，影响疾病的康复。

茄子的食疗功效

近几十年来，国内外有关专家运用现代科学技术对茄子进行了各方面的研究，对其的药理研究结果概述如下。

茄子是增强记忆力，减缓用脑过度的营养菜

据现代药理学研究发现，茄子含有一定量的硫胺素（维生素 B_1），被称为“精神性维生素”，具有增强大脑和神经系统功能的作用，对于生活充满压力的现代人来说，硫胺素对维系神经系统健康和脑机能正常运作具有重要的意义。

因此，常食茄子可增强记忆力，减缓脑部疲劳，是青年学生、脑力劳动者的营养蔬菜。

茄子具有抗衰老、减少老年斑的作用

据现代药理学研究发现，茄子中富含维生素 E，是体内重要的抗氧化剂，它在人体整个生命代谢中可防止脂肪氧化，具有强大的抗衰老性能，能阻止或减少过氧化脂褐质而形成的老年斑。

因此，老年人常食茄子既能延缓衰老，又能抑制或减少脂褐质的形成，从而达到明显减少老年斑（寿斑）的效果。

茄子可软化血管，防脑卒中、心肌梗死的发生

据现代药理学研究表明，茄子含有丰富的烟酸，能增强机体细胞间的黏着力，增强毛细血管的弹性，使血管变得柔软，减低毛细血管的脆性及渗透性，防止微血管破裂出血；茄子果皮中含的色素茄色甙、紫苏苷等物质，具有降低胆固醇的功效。

因此，健康人常食茄子具有软化血管，降低血脂，预防脑卒中、心肌梗死的作用，高血压、冠心病、动脉硬化等患者常食茄子对疾病康复大有益处，可降低脑卒中、心肌梗死的发病率。

茄子是防治消化道肿瘤的佳蔬

据国外研究结果表明，茄子中所含的龙葵碱，能抑制消化道肿瘤细胞的增殖，它的抗肿瘤作用是其他作用相同蔬菜的好几倍，特别对胃癌、直肠癌有显著的抑制功用。因此，茄子是防治消化道肿瘤的佳蔬，中老年人常食茄子对预防消化道肿瘤具有积极的意义。

茄子营养保健养生美食

香葱茄子

原料：茄子 250 克，大蒜 10 克，香葱 25 克。

调料：精盐、味精各适量，香油少许。

制法：(1) 将茄子去蒂、洗净，切成细丝，放入沸水内，氽至断生，捞起沥干，加入精盐、味精腌至入味；大蒜去皮，切成细末；香葱洗净，切成细末；备用。

(2) 将茄子丝、蒜末、葱末装盆，加入精盐、味精调好口味，淋上香油，即可食用。

特点：清香爽口。

功效：清热解毒，活血散瘀，祛脂减肥。

适应证：肥胖症、高脂血症、高血压、动脉硬化、癌症等。

油焖茄子

原料：茄子 350 克，生姜、大蒜各 15 克。

调料：豆油 35 克，白糖 35 克，红酱油 30 克，上汤 50 克，精盐、味精、香油各少许。

制法：(1) 将茄子洗净，切成条块；生姜洗净，切成细末；大蒜洗净，切成细末；备用。

(2) 把锅烧热后，倒入豆油，烧至油温七成时，放入生姜末、大蒜末爆锅，倒入茄子块爆炒片刻，加入白糖、红酱油、上汤，盖上锅盖用文火焖至熟软，加入精盐、味精调好口味，淋上香油，即可。

特点：浓油赤酱，上海风味。

功效：活血通络、软化血管。

适应证：高血压、脑卒中、动脉硬化、癌症等。

干煸麻辣茄子

原料：茄子 350 克，泡红辣椒 1 个，香葱、大蒜各 15 克。

调料：豆油 30 克，麻辣酱 1 小匙，精盐、味精各适量，花椒油少许。

制法：(1) 将茄子去蒂、洗净，切成细丝；泡红辣椒去蒂、籽，洗净，切成细丝；香葱洗净，切成细末；大蒜去皮、洗净，切成细末；备用。

(2) 把锅烧热后，倒入豆油，烧至油温六成时，先放入精盐爆锅，再放入辣椒丝、大蒜末炒出香味，放入茄子丝煸炒片刻，加入麻辣酱、味精炒匀，调好口味，撒上香葱末，即可。

特点：麻辣、爽口、味美。

功效：活血散瘀、祛风通络、软化血管。

适应证：高血压、脑卒中、肥胖症、高脂血症、动脉硬化、风湿关节痛等。

酿营养茄“船”

原料：大茄子 2 个，黄瓜 100 克，番茄 100 克，香菜末 15 克，蒜末 10 克，姜末 5 克。

调料：精盐、味精各适量，白醋 15 克，食糖 20 克，胡椒粉、香油各少许。

制法：(1) 将大茄子洗净，对剖两半，挖出茄肉，切成小丁，用沸水焯一下，捞出沥干水分，茄“船”留用；黄瓜洗净去皮籽，切成小丁；番茄洗净，用开水烫后去皮籽，切成小丁，备用。

(2) 将茄丁、黄瓜丁、番茄丁、香菜末、蒜末、姜末放入碗内，加入精盐、味精、白醋、食糖、胡椒粉拌匀腌至入味成馅，备用。

(3) 食用时，将馅装入茄“船”内，淋上香油，即可。

特点：酸辣甜鲜，色泽嫩脆。

功效：清热解毒、软化血管、抗衰防癌、活血化瘀。

适应证：肥胖症、高脂血症、高血压、动脉硬化、预防癌症等。

清蒸茄子香菇

原料：茄子 500 克，水发香菇 50 克。

调料：料酒、精盐、味精、香油各适量。

制法：将茄子去蒂、洗净，切成滚刀块。香菇洗净，放入碗底，上面放入茄子块，加入精盐、味精、料酒及少许清水，放入蒸锅蒸 25 分钟，淋上香油，即可服食。

服用：每日 1 剂，分 2 次当菜食用。

功效：清热解毒、活血消肿、健身抗癌。

适应证：高血压、脑出血、瘀血肿痛、癌症化疗、放疗及手术后预防癌症转移。

茄子蘑菇煲

原料：茄子 300 克，鲜蘑菇（小圆蘑菇）100 克，生姜、大蒜、香葱各 15 克。

调料：豆瓣辣酱 1 小匙，豆油 500 克（实耗 60 克），白糖 25 克，酱油 30 克，精盐、味精、淀粉、红油各少许。

制法：（1）蘑菇洗净；茄子洗净，切成条块；生姜洗净，切成细丝；大蒜去皮、洗净，切成细末；备用。

（2）把锅烧热后，倒入 25 克豆油，待油温六成热时，放入生姜丝炝锅，放入蘑菇翻炒至熟软，备用。

（3）把锅烧热后，倒入豆油，待油温六成时，放入茄子条炸至黄色，捞出沥油，备用。

（4）锅内留有少量余油，放入大蒜末、豆瓣辣酱爆锅，倒入香菇、炸过的茄子块爆炒片刻，盛入砂锅内，加入酱油、白糖、少许清水，用文火煲至熟软，加入精盐、味精，调好口味，撒上香葱末，淋上红油，即可。

特点：汁浓、香辣、味美。

服用：每日 1 剂，分 2 次当菜食用。

功效：活血散瘀，抗衰、通脉，防瘤抗癌。

适应证：消化道肿瘤、癌症化疗、放疗及手术后预防癌症转移等。

茄子康复食疗妙方

方一

适应证：急、慢性鼻炎。

妙方：茄子蒂 15 个，冰片 0.5 克。

用法：将茄子蒂焙干，与冰片一起研为细末，贮瓶备用。每日 2 次，用麦管蘸药末吹入鼻内。

功效：解毒、收敛、消炎。

方二

适应证：脑卒中。

妙方：茄子 2 个，锁阳 10 克，益智仁 15 克。

用法：将上物放入锅内，倒入 2 碗清水，煎至 1 碗，即可服用。

服用：每日 1 剂，2 次水煎服。

功效：活血，通经，活络。

方三

适应证：痛经。

妙方：茄子根 15 克，鸡血藤 30 克。

用法：将上物放入锅内，倒入 2 碗清水，煎至 1 碗，即可服用。

服用：每日 1 剂，2 次水煎服。

功效：活血化瘀、通经止痛。

方四

适应证：妇女白带过多。

妙方：白茄花 15 克，土茯苓 30 克。

用法：将上物放入锅内，倒入 2 碗清水，煎至 1 碗，即可服用。

服用：每日 1 剂，2 次水煎服。

功效：活血散瘀、利湿止带。

方五

适应证：关节炎、风湿骨病。

妙方：茄子根 20 克，芋艿(去皮、切片)50 克，葱白 5 根。

用法：将上物放入锅内，倒入 2 碗清水，用文火煎至 1 碗，即可服用。

服用：每日 1 剂，早、晚 2 次水煎服。

功效：活血散瘀、利湿止痛。

方六

适应证：疖疮。

妙方：茄子 1 只，丝瓜瓤 100 克，马齿苋 25 克。

用法：将上物洗净泥土，捣烂如泥，敷于患处，盖上纱布，用胶布固定。每日换 1 次。

功效：清热、解毒、消炎。

菱角 ——健脾益胃、轻身耐老

话说菱角

菱角又称水菱、水栗子，为菱科植物菱的果实。菱角原产于我国，约在一万年以前，长江流域就有野生种。现在我国南部各省均有栽培或野生，主要分布于长江下游太湖和珠江三角洲地区。菱角为一年生浮水生草本植物，花期6～7月，果期9～10月。9～10月采收菱角，洗净供应市场。

菱角有无角菱、两角菱、四角菱等品种，其中无角菱产自浙江嘉兴，品质好，汁水多，皮壳薄，为上品。四角菱中的水红菱产自江浙一带，含淀粉少，水分多，味甜，适宜鲜食。小的有苏州馄饨菱，四角退化，果大壳薄，煮食味道香美，是菱角中佳品。

【历史概述】

菱角是我国 种古老的食物，在新石器时期的河姆渡遗址、马王堆汉墓以及嘉兴南湖马家洪遗址中都曾发现过菱角，据研究估计，我国菱角的栽培历史约有2 000年之久。

据我国南北朝医学家陶弘景在所编撰的《名医别录》载："菱，处处有之，叶浮水上，花黄白色，花落而实生，渐向水中乃熟……两角中又有嫩皮而紫色者，谓之浮菱，食之尤美，江淮山东人曝其实以末代粮。"

我国明代著名医学家李时珍在《本草纲目》中较为详细记载了菱角的品种："芰、菱，有湖烁处则有之。菱落泥中，最易生发，有野菱、家菱。其实有数种，或三角、四角，或两角、无角。野菱自生湖中，叶实俱小，其角硬直刺人，其色嫩青老黑。家菱种于破塘，叶实俱大，角软而脆，亦有两角弯卷如弓形者，其色有青有红有紫，老则壳黑而硬。夏月以粪水浇其叶；则实更肥美。"古人曾将3～4只角的称为"芰"，两只角的称为"菱"，现在统称为菱角。

传说，清代乾隆皇帝有一次想吃菱角换换口味，但又不愿吃尖角菱，于是下圣旨，命人到江南寻找无角菱，有人在苏州找到馄饨菱进献皇上，乾隆食后果真味道香美，就口谕苏州地方官把它视为珍品种植。正如古诗云："门外商潮菱最美，胜似风味鸭饨。"

【诗文欣赏】

菱角是一种浮水生草本植物，能为池塘增添不少美景，我国古代文人雅士留下不少吟咏菱角景色的佳句。

我国唐代诗人杜甫写有"沉竿续缦深莫测，菱叶荷花净如拭"的诗句；唐代诗人白居易写有"菱池如镜净无波，白点花稀青角多"的诗句；清代诗人王渔亦写有"最爱清秋风景好，满堤疏柳半湖菱"的诗句。他们把菱塘景色视为自己怡情修身之处，表达了作者热爱大自然的风光。

【烹饪简介】

菱角，鲜食以鲜嫩菱角为佳，皮脆肉嫩，汁水多，爽口味甜，可当水果生吃。煮食则以老菱角为好，可以炒、烧、煮、炖，荤素相宜。老菱角煮得烂透后，肉白质粉，清香扑鼻，吃起来有松仁之香。用菱肉炒鸡丁、煮豆腐、烧海鲜、炖鲈鱼等都是美味佳肴，别具风味。

菱角肉还可以与糯米一起烧饭、煮粥，集软糯香甜于一体，如再加一些莲心、大枣、花生仁、核桃肉之类的干果，即成为营养丰富、口味香甜的八宝饭或八宝粥，也是民间传统的价廉物美的滋补佳品。

菱角除供鲜食、烧菜之外，还可以加工成菱粉，粉质洁白细腻，是质地极好的淀粉，含直链淀粉 15%，可用于制作糕点及作为冰淇淋的原料。

选购小窍门

选购嫩菱角，要以新鲜皮薄，肉白清甜，脆嫩汁多为佳品；选购老菱角，以壳老硬黑，果肉软糯，熟食时犹如栗子，口感粉质为佳品。

【营养价值】

菱角营养丰富，据测定，每 100 克鲜菱中含有蛋白质 4.5 克、脂肪 0.7 克、胡萝卜素 10 微克、维生素 B_1 0.19 毫克、维生素 B_2 0.06 毫克、烟酸 1.50 毫克、维生素C 13毫克、钙7毫克、磷93毫克、钾437毫克、铁0.6毫克、镁49毫克、铜0.18毫克、锰0.38毫克、锌0.62毫克、钠5.8毫克、碳水化合物21.4克，还含有淀粉、膳食纤维等物质。

菱角中所含有丰富的钾，是维护人体健康不可缺少的重要物质之一，能有效地利用蛋白质修复机体中被损伤的细胞组织；可激活多种生物酶的活性，帮助细胞代谢，通过肾脏排除体内代谢有害废物；能与钠互相协调，调节体液的平衡，使体液保持适当碱性，降低血压、预防心律失常等作用。因此，常食菱角对防治水肿、肾病、心血管疾病等病均有良好的康复作用。

菱角所富含的蛋白质、维生素、淀粉、葡萄糖等营养物质，用菱粉煮粥喝，具有健脾胃、益中气、强腰脊的功效，尤其适用于老年体弱、肠胃功能衰退、脾虚气弱、体倦神疲、不思饮食者等食用。

据现代医学研究表明，菱角肉中含有一种能够抗肝癌腹水的物质，对癌细胞有一定抑制作用。我国民间也常用菱角治疗食道癌、乳腺癌、宫颈癌等，因而菱角是癌症患者良好的保健佳蔬。

【文献记载】

我国历代医学家把菱角视为治病的良药，并根据临床实践对其药用价值进行了研究与论述，现选录如下。

南北朝医学家陶弘景在所编撰的《名医别录》中述，菱角“主安中补脏”。

唐代医学家孟诜在所编撰的《食疗本草》中谓，菱角“消渴，醒酒，利尿，通乳，治小儿头疮毒、头面黄水疮”。

明代著名的医药学家李时珍在所著的《本草纲目》中言，菱角“补脾胃，强腰膝，健力益气。……解暑、伤寒积热，止消渴，解酒毒、射罔毒”。

明代医学家兰茂在所编撰的《滇南本草》中叙，菱角“治一切腰腿筋骨疼痛，周身四肢不仁，风湿入窍之症”。

【适宜应用】

中医学认为，菱角性平，味甘，入脾、胃经，生食菱角有消暑解热、止渴除烦等功效；熟食菱角有健脾益胃、解毒益气、补中延年、轻身耐老等功效，适应暑热烦渴、暑热伤津、身热心烦、口渴自汗、脾虚气弱、体倦神疲、食欲不振、不思饮食、四肢不仁、脾虚泄泻、饮酒过度、胃溃疡、痢疾等病症。

菱角壳、菱角茎、菱角蒂等皆可入药。我国民间用菱角壳60～90克、薏苡仁30克，水煎当茶饮，连服数日，可作食道癌、乳腺癌的辅助治疗；老菱角壳烧存性敷于患处可治黄水疮、痔疮；菱角茎可用于治疗小儿头部疮毒；鲜菱角蒂可治疗各种皮肤性疣赘，将菱角蒂擦疣体数次，疣即会自落。

现代医学研究发现，菱角可防治食欲不振、慢性腹泻、糖尿病、食管癌、乳腺癌、胃癌、肝癌、子宫癌等病症。

温馨提醒

因生鲜菱角多吃易损伤脾胃，故凡脾胃虚弱、大便清薄者不宜食生菱角；患疟疾和痢疾者忌食；凡体虚内寒、脾虚腹胀者也不宜生食，最好煮熟后食用。

菱角与猪肉、蜂蜜相克，与猪肉同食易引起肝部疼痛，与蜂蜜同食，易引起腹胀、消化不良、腹泻等不良反应。

菱角的食疗功效

近几十年来，国内外有关专家运用现代科学技术对菱角进行了各方面的研究，对其的药理研究结果概述如下。

菱角有“补五脏、除百病、益精气”之功效

我国古代医学家认为，常吃菱角有“补五脏，除百病，益精气”之功效，这是因为菱角是一种具有滋补、养生、保健的食物。

据现代药理学研究表明，菱角的营养价值较高，含有丰富的糖类、胡萝卜素、多种维生素、各种微量元素等物质，这些营养物质不仅是机体维持生命所必需的营养，而且还具有很多的生理价值。

因而，中老年人经常适量食用菱角能滋补五脏六腑、预防疾病、益精补气、养生抗衰的作用，具有“补五脏，除百病，益精气”之功效。

菱角具有轻身、减肥、健美的作用

我国古代养生学家认为，常吃菱角有“轻身”的功效，所谓轻身，就是有“减肥健美”的作用。据现代药理学研究表明，菱角的脂肪含量极低，只有0.7%，热量远远低于其他粮食，食用后有很好的饱腹感，就会减少了对其他食物的摄入量，从而控制进食的欲望，减少脂肪的摄入；菱角中所含有的消化酶能可促进蛋白质和淀粉的分解，可促进人体的新陈代谢，能降低血管中的脂肪含量，减少皮下脂肪的沉积。因此，经常适量食用菱角具有轻身、减肥、健美的作用。

菱角具有防癌、抗癌的功用

据现代药理学研究发现，菱角的果肉中分离出有抗艾氏腹水肝癌作用的药用成分，种子的醇浸水液对癌细胞有一定抑制作用，具有防癌、抗癌的功用。

另据日本专家研究证实，曾用菱角配薏苡仁、紫藤、诃子等水煎服用，治疗胃癌、肝癌，对癌细胞的抑制率为28.8%，对小鼠腹水型肝癌有明显抑制的作用。

由此可见，食管癌、乳腺癌、胃癌、肝癌、宫颈癌等癌症患者经常适量食用菱角对疾病康复具有重要的意义。

菱角营养保健养生美食

菱角薏米茶

原料：新鲜菱角60克，生薏米30克，绿茶3克。

制法：将菱角洗净，连壳切片，与生薏米(用清水浸泡半天)一起水煎沸半小时，用煎沸水冲泡绿茶，即可。

服用：每日1剂，数次水煎冲泡，当茶饮用，连服20～30天以上。

功效：清热排毒、利湿抗癌。

适应证：胃癌、膀胱癌、子宫颈癌等。

菱角桂花粥

原料：菱角粉100克，大米50克。

调料：糖桂花少许。

制法：将大米淘洗干净，倒入适量清水，用文火煮至八成熟时，加入菱角粉再煮成稀粥，淋上糖桂花，即可食用。

特点：香甜可口。

服用：每日 1 剂，分 2 次温食。

功效：健脾益胃、补肾固精、益气抗癌。

适应证：慢性泄泻、营养不良、年老体弱、胃癌、食道癌、子宫癌等。

备注：糖尿病、肥胖症等患者不宜食用。

鲜菱拌鲜莲

原料：新鲜菱角 150 克，新鲜莲子 150 克，生姜 25 克。

调料：精盐、味精各适量。

制法：(1) 将菱角去壳，用凉开水洗净，切成颗粒状；莲子去皮心，用凉开水洗净；生姜用凉开水洗净，捣烂如泥，倒入少许凉开水浸泡片刻，过滤取汁，与精盐、味精一起拌匀成调味汁，备用。

(2) 把菱肉粒、莲子肉装盆，浇上调味汁拌匀，即可食用。

特点：清香爽口，别有风味。

功效：益肾固精、养心安神、抗衰防癌。

适应证：肾虚遗精、体弱尿频、久病虚弱、年老体弱、乳房癌、宫颈癌及各种癌症。

菱肉炒西芹

原料：新鲜菱角 150 克，西芹 150 克。

调料：豆油 15 克，精盐、味精各适量，香油少许。

制法：(1) 将菱角去壳、取肉、洗净，切成薄片；西芹摘去叶，削去根，洗净后切 3 厘米长的段；备用。

(2) 把锅烧热后，倒入豆油，待油温六成热时，放入菱肉片、西芹段煸炒至熟香，加入精盐、味精调好口味，淋上香油，即可盛盘食用。

特点：绿白相映，嫩脆爽口。

功效：清热排毒、利湿宽肠。

适应证：高血压、高脂血症、动脉硬化、糖尿病、神经衰弱、便秘、癌症等。

菱肉豆腐羹

原料：新鲜菱角 100 克，豆腐 1 块，香葱末 15 克，上汤 200 克。

调料：香油 10 克，精盐、味精、水淀粉各适量。

制法：(1) 将菱角去壳、取肉、洗净，切成小块；豆腐切成糖块大小，用沸水烫一下，捞起，沥干水分；备用。

(2) 把锅烧热后，倒入香油，待油温六成热时，放入菱肉块翻炒几下，倒入上汤，用大火煮沸后，再放入豆腐块，煮沸至熟软，用水淀粉勾芡，加入精盐、味精调好口味，香葱末撒上，即可食用。

特点：色泽乳白，清香鲜嫩。

功效：清热解毒、健脾利湿。

适应证：糖尿病、高血压、高脂血症、动脉硬化、冠心病、各种癌症、骨质疏松、更年期妇女综合征等。

菱角滋补汤

原料：菱角 150 克，山药 100 克，薏苡仁 60 克，赤豆、莲子、白扁豆各 30 克，红枣 16 枚。

调料：红糖适量，糖桂花少许。

制法：(1) 将菱角洗净，去壳取肉，切成颗粒状；山药去皮，切成小块；赤豆、莲子、白扁豆、红枣洗净，浸泡 1 小时；备用。

(2) 把菱角肉、赤豆、莲子、白扁豆、花生、赤豆、红枣放入锅内，倒入适量清水，煮至八成熟酥，加入山药、红糖煮至熟酥，撒上糖桂花，即可服食。

特点：清香酥软，甜美可口。

服用：每日 1 剂，分 2 次空腹服用。

功效：补血益气、健脾养胃、强身防病。

适应证：久病虚弱、年老体弱、体倦神疲、食欲不振、不思饮食、糖尿病、各种癌症等。

菱角康复食疗妙方

方一

适应证：小儿头部疮毒、酒精中毒。

妙方：鲜菱角草茎(去叶及须根)120 克。

用法：将上物洗净，放入锅内，倒入两碗清水，煎至一碗，即可。

服用：每日 1 剂，分 2 次水煎服。

功效：清热解毒、疗疮醒酒。

方二

适应证：头面黄水疮。

妙方：老菱角适量。

用法：将老菱角烧炭存性，研为细末，用香油调成糊状，敷于患处，每日1～2次。

功效：清热利湿、解毒疗疮。

方三

适应证：由酗酒引起的烦渴、口苦、咽痛等。

妙方：菱角粉30～50克，白糖适量。

用法：将菱角粉、白糖用清水煮沸成糊状，即可服用。

服用：每日1剂，分2次温服。

功效：清内热、止烦渴、解酒毒。

方四

适应证：月经先期者。

妙方：菱角200克，荷叶10克。

用法：将上物放入锅内，倒入3碗清水，煎至1碗，即可服用。

服用：每日1剂，分2次水煎服。

功效：健脾、清热、调经。

方五

适应证：消化道肿瘤等。

妙方：新鲜菱角肉60个，黄豆芽150克。

用法：将菱角肉(切块)、黄豆芽洗净，一起放入锅内，加入3碗清水，煎至1碗成浓褐色，即可服用。

服用：每日1剂，2次水煎服。

功效：清热解毒、化结抗癌。

方六

适应证：子宫颈癌、食道癌。

妙方：鲜菱壳100克，薏米30克。

用法：将上物放入锅内，倒入 3 碗清水，煎至 1 碗，即可服用。

服用：每日 1 剂，分 2 次水煎服，连服数月。

功效：健脾利湿、抗癌化结。

西瓜 ——清热解暑、生津止渴

话 说 西 瓜

西瓜又称水瓜、寒瓜，为葫芦科植物西瓜的果实，原产于非洲南部的卡拉哈里沙漠。远在 4 000 多年前，古埃及人就进行了西瓜栽培，后来西瓜从地中海沿岸各国传入北欧，又传入中东、印度等地，大约在五代时期传入我国，因从西域引种而来，故名西瓜，至今已有 1 000 多年的栽培历史。西瓜为一年生蔓性草本植物，性喜炎热、干燥和充足阳光，不耐寒，花期 4～5 月，果期 5～6 月，夏季采收成熟果实供应市场。

我国目前的西瓜产地分为南北二地，南方以海南岛为主要产区，海南岛依其独有的气候一年四季均盛产西瓜；北方以山东、湖北为西瓜主要的产区。

目前市上供应的优质西瓜品种较多，小西瓜有小兰、黑美人等；中型西瓜有 8424、8714 等品种。一般以皮薄而脆，果肉鲜红色，瓤沙质细，纤维少，不空心，多汁味甜，含糖量为 10%～12%为佳品。

【烹饪简介】

西瓜是夏季消暑解渴的瓜果之一。在汗流浃背的盛夏，口渴心烦，吃上几块西瓜，顿觉暑消凉快，心定神爽，其乐无穷。正如清代诗人纪晓岚所描写的："种出东陵子母瓜，伊州佳种莫相夸，凉争冰雪甜争蜜，消得温暾顾诸茶。"

西瓜除鲜食外，还可制成西瓜汁、西瓜盅、西瓜酪、西瓜酒等。相传，清代慈禧太后听说山西的"红尖瓜"品种优质，特意下旨调运至京城，用来烹饪她最喜欢吃的"西瓜盅"。

西瓜盅的烹饪方法是把瓜瓤挖去，填入莲子、龙眼、松子、核桃肉、甜杏仁及鸡丁、火腿丁等，再用切去的瓜皮盖好，放入蒸笼用文火蒸熟，清香可口，风味别致。

西瓜皮称为"西瓜翠衣"，其作用与西瓜相似，有清热消暑之功用，用西瓜皮做凉拌菜，清脆爽口，是夏日里一道价廉物美的下酒菜肴。

西瓜皮还可炒食、腌制，做成蜜饯等。西瓜子可以用各种调料炒制成五香、酱油、奶油等不同口味的瓜子，是节日里款待客人的美味小吃。

选购、切瓜小窍门

选购西瓜有三要。一要看：纹路颜色深浅分明，皮色光泽，瓜脐、瓜蒂向里凹陷，是瓜熟的标志；二要掂：一般同样大小的西瓜，以轻者为熟瓜，过重者则是生瓜，瓜成熟度越高，其分量就越轻；三要听：一手托西瓜，一手用手指轻轻弹拍，一般成熟的西瓜，敲起来声音比较沉闷，不成熟的西瓜敲起来声音较为清脆，如发出“咚、咚”为熟瓜，发出“嗒、嗒”声为生瓜，发出“噗、噗”声为过熟瓜。但有的西瓜皮太厚，敲起来的声音为闷声，就不一定是熟瓜。

大多数熟透的西瓜，用刀轻轻一切就会爆裂开来，切出来的样子十分难看。可以先用尖头筷子在西瓜底部戳一个七八厘米深的小洞，让瓜内的气体释放出来，然后再用刀从洞口切下去，这样就能切出较为平整的西瓜。

【营养价值】

西瓜素有“瓜中之王”之称，营养价值较高，据测定，每100克鲜瓜瓤中含有蛋白质1.2克、胡萝卜素0.17毫克，硫胺素0.02毫克，核黄素0.02毫克、烟酸0.2毫克、抗坏血酸3毫克、钙6毫克、钾87毫克、磷10毫克、铁0.2毫克，还含有蔗糖、果糖、蛋白酶、瓜氨酸、精氨酸、丙氨酸、氨基丁酸、谷氨酸等多种氨基酸及磷酸、苹果酸、乙二醇等成分，几乎含有人体生理所需的各种营养素。

西瓜中所含有的蛋白酶，能将不溶性蛋白质转化为水溶性蛋白质，有助于消化道对蛋白质的消化，提高人体对蛋白质的吸收，有利于身体健康。

西瓜中所含有的维生素C、番茄素、苷类、苹果酸等多种成分，能促进人体新陈代谢，减少胆固醇在动脉壁上的沉积，可以降低血压和胆固醇。因此，西瓜是高血压、肾炎患者理想的食疗佳品。

据美国德州农工大学蔬果改良中心的专家研究认为，西瓜中所含的瓜氨酸、番茄红素、β-胡萝卜素等物质，对人体健康有良好的促进作用，尤其其中的瓜氨酸会转化成对心脏和循环系统有益的精氨酸，有软化及扩张血管的功能，有助预防心血管系统疾病的发生。

【文献记载】

我国历代医学家把西瓜视为治病的良药，并根据临床实践对其药用价值进行了研究与论述，现选录如下。

元代医学家忽思慧在其编撰的《饮膳正要》中曰，西瓜“主消渴，治心烦，解酒毒”。

元代医学家吴瑞在其编撰的《日用本草》中谓，西瓜“消暑热，解烦渴，宽中下气，利小水，治血痢”。

元代医学家朱震亨在其编撰的《丹溪心法》中道，西瓜“治口疮甚者，用西瓜浆水徐徐饮之”。

明代著名的医药学家李时珍在其所著的《本草纲目》中言，西瓜“皮气味甘，凉，无毒，主治口、舌、唇内生疮”。

明代医学家兰茂在其编撰的《滇南本草》中叙，西瓜“治一切热症，痰涌气滞”。

明代医学家汪颖在其编撰的《食物本草》中称，西瓜“疗喉痹”。

【适宜应用】

中医学认为，西瓜性寒，味甘，入心、胃、膀胱经，具有清热解暑、生津止渴、利水消肿、降压美容等功效，适用中暑、暑热疰夏、小儿暑热、风火牙痛、口鼻生疮、咽喉疼痛、热病烦渴、胸膈气壅、满闷不舒、小便不利、肾炎、膀胱炎、解酒毒等症。

西瓜因其的作用可以与中医清热除烦的“白虎汤”(由石膏、知母、甘草、粳米组成)相媲美，故有“天生白虎汤”之美誉。

我国民间常用西瓜汁口服，治疗急、慢性肾炎及肝病腹水；用西瓜皮、决明子 9 克，水煎当茶饮用，治疗高血压；用西瓜皮(干)15 克研末，加盐、酒调服，治疗闪挫腰痛。

现代医学研究发现，西瓜可防治高热不退、胆囊炎、高血压、尿路感染、急慢性肾炎等病症。

温馨提醒

西瓜因性寒，故凡脾胃虚寒，湿盛便溏、小便频数者不宜食用；不宜食用刚从冰箱里拿出来的西瓜；糖尿病患者少食为宜，最好于两餐之间食用；胃及十二指肠溃疡、慢性肠炎、肾功能不全者不宜多食；健康人每次也不宜食用过多，以免损伤脾胃。

西瓜是夏令瓜果，应循季节规律，冬季不宜多吃。西瓜与羊肉相克，不宜同食，以免损伤元气，西瓜也不能与油果子同食，容易发生呕吐、腹胀、腹泻等不良反应。

西瓜的食疗功效

近几十年来，国内外有关专家运用现代科学技术对西瓜进行了各方面的研究，对其药理研究结果概述如下。

“夏日吃西瓜，药物不用抓”

我国民间有一句谚语：“夏日吃西瓜，药物不用抓”，这说明西瓜营养十分丰富，夏天吃西瓜，能提高人体的抗病能力。

据现代药理学研究发现，西瓜所含有的大量水分、多种氨基酸、多种维生素、多种矿物质、番茄红素、糖类及蛋白酶、苹果酸、枸杞碱等物质，能及时有效为人体补充的水分与营养物质，可激活机体细胞，有利于增强人体健康，预防疾病。所以“夏日吃西瓜，药物不用抓”。

西瓜皮具有润白肌肤、防皱美容的作用

据现代药理学研究发现，西瓜皮营养十分丰富，含有β-胡萝卜素、维生素C、蔗糖酶、苹果酸、枸杞碱、氨基酸等物质，不仅具有提高人体抗病能力、抗坏血病等功效，还具有润白肌肤、防皱美容的作用。这主要是其中的β-胡萝卜素、维生素C等营养成分，具有润泽肌肤，洁白皮肤，增加皮肤弹性，减少皱纹的作用。

有关国内外美容专家认为，每晚用西瓜皮有瓤部分，轻轻地摩擦面部5～10分钟，然后用清水洗净，可使面部皮肤白净光滑，富有弹性的美容作用。

西瓜对治疗肾炎具有特殊的疗效

据现代药理学研究发现，西瓜所富含的瓜氨酸、精氨酸等物质，能增进大鼠肝中尿素的形成，提高利尿作用，可促进体内有毒代谢产物的排除，增强清洁肾脏及输尿管道的清道夫功能，有助于肾炎的康复。

西瓜所富含的蛋白酶能把不溶性蛋白质转化为可溶的蛋白质，可增加肾炎患者的营养；西瓜所含的苷类和钾盐，也具有利尿、降低血压，并有消除肾脏炎症的作用。因此，西瓜对治疗肾炎具有特殊的疗效。

西瓜可提高性能力，刺激性欲，有“伟哥”的功效

最近，美国科学家经过研究发现，西瓜中含有的氨基酸、瓜氨酸能够使人体产生出氮氧化物，而这种氮氧化物对男性的性能力是一种非常重要的物质。与提高性能力类药物中使用的氨基酸不同的是，瓜氨酸可以完全吸收到血液中，更容易地产生氮氧化物，可舒缓血管压力，增加流入海绵体内的血液量以及促进血管内释放出一氧化氮，这一作用与化学合成药伟哥大致相似，从而达到使阴茎勃起的功效。

西瓜是能够替代“伟哥”的作用，但是困难的是，需要吃下3个西瓜才能达到服用一颗“伟哥”的效力。美国一家公司根据这一研究结果进行研究，研制出天然“伟哥”——Stimulin，这种药品的一片含有相当于3个西瓜中的瓜氨酸。据悉，Stimulin是第一种能够促进男子性功能的天然药物，是一种独一无二的性功能加强类药物，它既能增强男子的性能力，又有助于男人的身体健康。Stimulin与伟哥相比虽起效慢一些，但无不良反应。由于是以西瓜瓤为原料，因此对人体绝对安全，这些对阳痿患者来说无疑是一大福音。虽然伟哥起效较快，但对人体有一定不良反应，如头痛、尿道感染、充血或短暂性蓝绿盲等视觉异常情况。

有关研究员称，西瓜在治阳痿方面的作用，不及“伟哥”，但最重要的是它既可延缓血管压力，又没有任何药物不良反应。由于西瓜的瓜氨酸，主要集中在瓜皮上，研究员正努力研发瓜肉含高浓度瓜氨酸的新品种西瓜。

西瓜营养保健养生美食

西瓜鲜汁

原料：青皮西瓜 500 克。

制法：(1) 将西瓜洗净，削去外皮、除去黑籽，切成条块，备用。

(2) 把西瓜块放入榨汁机内，榨取原汁，即可饮用。

特点：清甜爽口。

服用：每日 1 剂，1 次当茶饮用。现榨现饮，以免变质。

功效：清热解毒、防暑利水。

适应证：高热不退、胆囊炎、高血压、尿路感染、急慢性肾炎等。

西瓜鲜果汁

原料：西瓜 250 克，甜瓜 1 个，李子 3 个。

制法：(1) 将西瓜、甜瓜洗净，去皮、籽，切成条块；李子洗净，去皮核，备用。

(2) 把西瓜块、甜瓜块、李子分别放入榨汁机内，榨取原汁，即可饮用。

特点：酸甜汁浓。

服用：每日 1 剂，1 次当茶饮用。现榨现饮，以免变质。

功效：清热解暑、生津止渴、利水消肿。

适应证：热病烦渴、暑热疰夏、咽喉疼痛、肾炎等。

备注：本汁富含锌、碘以及多种生物酶。经常饮用可促进人体消化功能外，还有促进人体新陈代谢，排出废物，保护肾脏的作用。

清凉翠衣

原料：西瓜皮 250 克，鲜薄荷叶 10 克，大蒜 15 克。

调料：精盐、味精各适量，麻油少许。

制法：(1) 将西瓜皮削去外皮及残瓤，切成小块，撒上精盐腌至入味，沥干水分；薄荷叶洗净，切成细末；大蒜去皮，切成细末，备用。

(2) 把西瓜块、薄荷叶末、大蒜末装盆，加入精盐、味精调好口味，淋上麻油，即可食用。

特点：清凉脆嫩。

功效：清热解暑、除烦止渴。

适应证：暑热疰夏、口鼻生疮、咽喉疼痛、热病烦渴、水肿、肾炎、糖尿病等。

豆豉凉拌翠衣

原料：西瓜皮 250 克，豆豉 20 克，香葱 15 克。

调料：白糖 20 克，香醋 25 克，酱油 20 克，精盐、味精各少许。

制法：(1) 将西瓜皮削去外皮及残瓤，用凉开水洗净，切成小块，撒入精盐腌至出水，挤干水分；香葱洗净，切成细末，备用。

(2) 把豆豉、白糖、香醋、酱油、味精放入碗内拌匀调好口味成调味汁，备用。

(3) 把西瓜块放入碗内，倒入调味汁浸泡 2 小时，即可取出食用。

特点：甜酸味美。

功效：清热消暑、开胃生津。

适应证：小儿暑热、暑热疰夏、热病烦渴、水肿、肥胖症、糖尿病、高脂血症、动脉硬化等。

西瓜香蕉色拉

原料：西瓜 250 克，香蕉 2 个，草莓 100 克，樱桃 50 克。

调料：麦芽糖适量，柠檬汁 15 毫升。

制法：(1) 将西瓜洗净、剖开，挖出瓜瓤，切成小块；香蕉去皮，切成小圆片；草莓用凉开水洗净，切成小块；樱桃用凉开水洗净，沥干水分；麦芽糖、柠檬汁放入碗内，拌匀成调味汁；备用。

(2) 把西瓜块、香蕉片、草莓块一起放入盘内，倒入调味汁拌匀调好口味，用樱桃点缀四周，即可食用。

特点：甜酸可口，营养丰富。

功效：清热消暑、健脾开胃、生津解毒。

适应证：暑热食少、暑热疰夏、食欲不振、热病烦渴、风火牙痛、口舌生疮、咽喉疼痛、胆囊炎、急慢性肾炎等。

备注：糖尿病、肥胖症等患者不宜食用。

翠衣猪肝汤

原料：西瓜皮 100 克，猪肝 50 克，葱姜丝 5 克。

调料：香油 5 克，精盐、味精各适量。

制法：(1) 将西瓜皮削去外皮及残瓤，切成薄片；猪肝洗净，切成薄片；备用。

(2) 用热油将葱姜丝炒出香味，放入西瓜片煸炒几下，倒入适量清水，用大火煮沸后，放入猪肝片再煮沸片刻，加入精盐、味精调好口味，即可食用。

特点：清香鲜美。

服用：每日 1 剂，分 2 次当菜汤食用。

功效：清热益肝、利湿散结。

适应证：肝硬化。

西瓜康复食疗妙方

方一

适应证：青光眼、眼球胀痛。

妙方：西瓜皮 80 克，绿豆、生地各 30 克，茜草 15 克。

用法：将上物放入锅内，倒入 3 碗清水，煎至 1 碗，即可服用。

服用：每日 1 剂，2 次水煎服。

功效：清热、解毒、明目。

方二

适应证：由龋齿、牙周炎、牙髓炎等病引起的牙齿及牙龈肿痛。

妙方：西瓜皮 100 克，烧酒适量。

用法：将西瓜皮洗净，切成小块，用烧酒浸泡 5 天，备用。将西瓜皮放于牙痛处咬定。

功效：清热解毒、消炎止痛。

方三

适应证：慢性咽喉炎。

妙方：西瓜适量。

用法：将西瓜剖开，切成小块，用榨汁机榨取原汁 1 杯，1 次饮完。

服用：每日 3 次，连饮 4～6 天。

功效：清热解毒、生津消肿。

方四

适应证：高脂血症。

妙方：西瓜皮、芦根各50克。

用法：将上物放入锅内，倒入2碗清水，煎至1碗，即可服用。

服用：每日1剂，2次水煎服。忌食油腻食物。

功效：清热解毒、减肥降脂、净化血液。

方五

适应证：水肿。

妙方：西瓜白皮250克，番茄1只，蜂蜜少许。

用法：将西瓜白皮、番茄洗净，切成条块，用榨汁机榨取原汁，加入蜂蜜调好口味，1次饮完。

服用：每日服1～2次，连饮3～5天。

功效：清热、利水、除湿。

方六

适应证：泌尿系统感染。

妙方：小西瓜1只，大蒜1个。

用法：将西瓜切开，挖出瓜瓤后，与剥好的大蒜瓣拌匀，一起放入碗内，放入蒸锅内，先用大火煮沸，然后再用文火蒸半小时，即可。

服用：每日1剂，分2次服用，连蒜带瓜瓤一起服下，连服7剂。

功效：清热解毒、消炎利水。常用治疗泌尿系感染有良效。

典型病例

李某某，过去常犯泌尿系统感染，尿频、腰部酸痛，严重时需卧床。曾经中西治疗有一定的疗效，但不能断根。后服用本方，第一年连服7剂痊愈。第二年、第三年还服3剂，以巩固疗效，至今七八年未再发病。

苹果 ——补中益气、健脑养血

话 说 苹 果

苹果又称平波、频婆等，为蔷薇科植物苹果的果实。据植物学家考证，苹果原产于高加索南部及波斯海滨一带地区，甚至在海拔 1 000 多米高的山谷之间也可生长，可见苹果是较为耐寒的北方之果。

我国已有 2 000 多年的苹果栽培历史。我国西北部地区自古就有苹果栽培，可以说西北地区应是我国苹果的原产地，大抵随佛教而传入内地。现在我国东北、华北、华东、西北和四川、云南等地均有栽培，苹果为落叶乔木植物，花期 5 月，果期 7～10 月。早熟品种为 7～8 月，晚熟品种为 9～10 月。果实成熟时采收供应市场。

近百年来，我国不断从国外引进许多优良品种，约有 400 多个种植品种，其中值得推广和有食用价值的不过百余种，著名的品种有：秦冠、红富士、红玉、国光、黄蕉、红蕉、青蕉等，绝大部分种植于我国渤海湾、黄河故道、秦岭北麓的广阔土地上。

【烹饪简介】

鲜食苹果，肉质脆嫩，香甜可口。

欧美人喜欢用苹果做水果色拉，可单用苹果，也可与其他水果、蔬菜一起拼用做盘菜色拉，脆嫩爽口，营养丰富；也常用苹果与香肠、猪排等做菜肴食用。

西菜中常用苹果做甜点，如苹果派、炸苹果圈、烤苹果馅饼等，清香诱人，甜美可口，但多吃使人发胖。用苹果榨果汁喝最美，如再放入几块冰块，更是清甜凉爽，沁人心脾。

美国所产的苹果通常有一半鲜食；还有一半做果冻、果酱、果干、果脯、苹果泥等；欧洲人喜欢用苹果酿酒，制苹果酒或白兰地，其中用酿酒的苹果占世界产量的四分之一。

用苹果做水果色拉，削好皮的苹果最容易生“锈”，如放入凉开水里浸泡，既可防止氧化，又可使苹果清香脆甜。

选购、保存小窍门

选购苹果，要以色泽鲜艳，外皮老结，果皮表面上有一层薄薄的白霜为佳。这样的苹果，多生长在树冠上方或外部，接受雨露阳光比较充足，所以味甜肉脆，且营养也比一般苹果好。

苹果要吃新鲜的，最好存放在干燥、阴冷处，不可与香蕉、土豆放在一起，以免加速苹果腐烂变质。

【营养价值】

苹果营养价值高，含有蛋白质、糖类、钙、磷、铁、锌、锰、硼、胡萝卜素、多种维生素、苹果酸、柠檬酸、酒石酸、奎宁酸、纤维素等营养素，这对维持机体正常的生理功能和身体健康具有良好的作用。

苹果中含有苹果酸，是一种良好的血浆代用品，孕妇易出现缺铁性贫血，而铁质必须在酸性条件下或在维生素C存在的情况下才能被吸收，故苹果是孕妇很好的补血食品。

苹果是碱性食品，对维持人体酸碱平衡十分必要，约70%的疾病发生在酸性体质的人身上，如常吃苹果可以中和体内过多的酸性物质，增强体质、提高免疫力及抗病能力，所以有人称苹果为“大夫第一药”。

据有关研究表明，苹果有补脑、安神、预防和抗疲劳、预防动脉硬化、治疗高血压、降低血中胆固醇的作用，是人体的理想保健食品。据欧洲一项调查发现，常吃苹果的人发生心肌梗死的概率比不吃苹果的人低40%。美国加州大学戴维斯分校的一项研究表明，每天吃两个苹果或喝一杯半的纯苹果汁，可以减少血液中胆固醇的含量，预防血管“血栓”，减少心肌梗死的发病率。

苹果所含的多种维生素、微量元素、苹果酸、柠檬酸、酒石酸等营养素，有健脑益智、改善记忆力的作用。有关研究人员发现，喝苹果汁可以提高解题和计算能力，如每天喝两杯苹果汁可以刺激机体产生更多的乙酰胆碱，能预防老年痴呆症。

【文献记载】

我国历代医学家把苹果视为治病的良药，并根据临床实践对其药用价值进行了研究与论述，现选录如下。

唐代医圣孙思邈在所撰的《备急千金要方·食治》中言，苹果"益心气"。

唐代医学家孟诜谓，苹果"主补中焦诸不足气，和脾；卒患食后气不通，生捣汁服之"。

元代医学家忽思慧在所编撰的《饮膳正要》中云，苹果"止渴生津"。

明代医学家兰茂在所编撰的《滇南本草》中曰："苹果炖膏食之生津。通五脏六腑，走十二经络，调营卫而通神明，解瘟疫而止寒热。"

清代医学家王士雄在所编撰的《随息居饮食谱》中曰，苹果"润肺悦心，生津开胃，醒酒"。

古代药物学专著《医林纂要》载，苹果"止渴，除烦，解暑，去瘀"。

古代地方药物学专著《滇南本草图说》称，苹果"治脾虚火盛，补中益气。同酒食治筋骨疼痛。搽疮红晕可散"。

【适宜应用】

中医学认为，苹果性凉，味微酸、甘，入脾、胃经，具有清热化痰、补中益气、健脑养血、生津润肺、开胃驻颜、除烦解暑等功效，适应津少口渴，烦热口渴、消化不良、脾虚泄泻，食后腹胀，中气不足、气滞不通、饮酒过度、便秘等病症。

现代医学研究发现，苹果可防治消化不良、慢性胃炎、慢性腹泻、神经性结肠炎，贫血、高血压、肥胖症、高脂血症、癌症等病症。准妈妈每天吃个苹果可以减轻孕期反应。

温馨提醒

苹果因性凉，故凡胃溃疡、腹痛腹泻、脾胃虚寒者少食为宜，多食可引起腹部胀痛等消化系统的不适症状；肾炎、糖尿病患者慎食为宜，以免影响疾病的康复；苹果忌与海水产品同食，以免引起便秘等不良反应。苹果与胡萝卜相克，两者同食，易诱发甲状腺肿大。苹果与也干贝相克，不宜同食，以免引起腹胀、腹痛、腹泻等不良反应。

苹果营养丰富，最好在饭后细嚼慢咽，这样不仅有利于营养物质的消化吸收，更重要的是有助于预防疾病、身体的康复。

苹果的食疗功效

近几十年来，国内外有关专家运用现代科学技术对苹果进行了各方面的研究，对其的药理研究结果概述如下。

苹果有“饭后一苹果，老头赛小伙”的功效

我国民间有“饭后一苹果，老头赛小伙”、“一日一苹果，医生远离我”的谚语，说出苹果对人体有返老还童、益寿延年、预防疾病的功效。

据现代药理学研究发现，苹果含有丰富的糖类、果胶、维生素、矿物质、有机酸、纤维素、多酚及黄酮类营养物质，被科学家称为“营养全面的健康水果”，这些营养成分不仅是人体维持生命所必需的营养素，而且还具有良好的生理价值。因此，营养学家提出“一天一个苹果”的健康口号。

苹果有提高智力的“益智果”之美称

苹果素有“益智果”的美称，常食苹果可增强记忆力，提高智力，这是因为苹果内富含锌，锌是人体中许多重要酶的组成成分，是促进生长发育的重要元素，是构成与记忆力息息相关的核酸与蛋白质不可或缺的元素。

据国外有关研究人员发现，喝苹果汁可以提高解题和计算能力，具有增强记忆力，提高智力的作用。研究人员还指出，如每天喝两杯苹果汁可以刺激人体产生更多的乙酰胆碱。乙酰胆碱是一种神经递质，这正是老年痴呆症患者所缺少的。由此可见，苹果还能预防老年痴呆症。

苹果是润肤祛斑、减肥瘦身的健美佳果

据有关美容专家研究发现，苹果中含有大量的胡萝卜素及多种维生素和镁、铁，铜、碘、锰、锌等微量元素，可营养皮肤，有润滑肌肤，细腻皮肤，使面容红润有光泽的作用；还有能抑制皮肤的黑色素产生，逐渐消退沉着于皮肤上的黑色素，遏制黑斑、雀斑、黄褐斑、蝴蝶斑的生成，具有防治及消除皮肤色斑的功用。

苹果还被许多国家称为减肥食品，许多美国人把苹果作为减肥瘦身佳果，每周节食一天，这一天只吃苹果，号称“苹果减肥日”。日本则流行的“苹果三日减肥法”，只要在3天之内只吃苹果，吃饱为止，可以瘦身3～5千克。

有关减肥专家认为，苹果减肥瘦身，能增加饱腹感，减少进食量，不必挨饿，还能保持维生素、矿物质的营养物质，从而达到减肥瘦身的目的。

苹果具有降脂降压、预防心脑血管病的功效

据现代药理学研究发现，苹果中富含的果胶进入人体后，能与胆汁酸结合，像海绵一样吸收多余的胆固醇和三酰甘油，其所含的乙酸也有利于这两种物质的分解代谢，然后将其排出体外，具有降血脂的作用。

法国心脏专家曾给患有动脉硬化的田鼠喂食大量的苹果，结果田鼠血液中胆固醇明显降低。后来，经过临床实验，每人每天食用300克苹果，一段时期之后，患者动脉血管硬化程度大大减退。长期食用苹果有明显降低胆固醇及减轻动脉硬化的作用。

另外，日本果树研究所的人体试验表明，每天吃两个苹果，3周后受试者血液中的三酰甘油水平降低了21%，而血液中三酰甘油水平含量高正是动脉硬化的罪魁祸首。另外，苹果中所含的果糖、维生素、微量元素等也能降低血液中三酰甘油的含量。苹果也具有明显降低三酰甘油的作用。

据现代药理学研究发现，苹果中富含钾离子，食后可将人体血液中的钠盐置换出来，并排出体外，从而可降低血压。然而，过量的钠是引起高血压和脑卒中的一个重要因素。同时，常食苹果及时补充钾盐能有效保护血管，并可降低高血压、脑卒中的发病率。

据英国著名药理学家苏珊·奥尔里奇博士发现，苹果中所含的多酚及黄酮类物质能有效预防心脑血管疾病。

由此可见，苹果具有降脂降压、预防心脑血管疾病的功效，中老年人常食苹果对降低血脂、降低血压、预防心脑血管疾病具有积极的意义。

苹果是“生殖素”，能增加精液量，提高生育能力

据现代药理学研究发现，苹果中富含锌元素，锌元素是人体中许多重要酶的组成成分，是促进性成熟的重要元素。如人体缺少锌元素可使性成熟延迟、性器官发言不全、性机能减退、精子稀少、第二性征发育不良，尤其会影响“性”的发育和性功能。

最近，美国生物学家对此进行了一项新的研究，当11名壮年男子于一连五周内所摄入的锌量只达美国政府有关饮食推荐量的10%时，发现这些男子的精液量与摄入足够的锌时比较要减少30%以上。这项实验的主持人认为，这些对象虽然其精子量没有明显下降，但精液量减少了，会影响精子在阴道内的活动能力，从而影响受孕。

这项研究的人员还认为，锌是人体细胞生长及修补都必需的一种微量元素，当锌的储藏量下降时，人体就会牺牲其生殖能力以应急需，如促进伤口的愈合等。因此，有人又称苹果为“生殖素”，多吃苹果能增加精液量，提高生育能力。

苹果是防治骨质疏松的“灵丹”

据现代药理学研究发现，苹果中所含有的硼、锰等微量元素，具有强化骨骼、防治骨质疏松的作用。据美国专家的一项研究发现，苹果中所含有的硼元素可以大幅度增加血液中雌激素和其他化合物的浓度，这些营养物质能够有效预防钙质流失，防治骨质疏松。

有关医学专家指出，如果绝经期妇女每日能够摄取3毫克硼，那么她们的钙质流失率就可以减少46%。因此，苹果是防治骨质疏松的“灵丹”，更年期妇女常食苹果，有助于人体钙质的吸收和利用，对防治骨质疏松具有积极的意义。

苹果是癌症的天然克星

据现代药理学研究发现，苹果中所富含的果胶、多酚、多种维生素及锰、锌等微量元素，有助于增强机体的免疫功能，能提高巨噬细胞吞噬癌细胞的活力，够抑制癌细胞的增殖，具有预防癌症的作用。

有关德国专家对肠细胞的试验中发现，苹果中的果胶能清除人体肠道中的细菌，从而破坏癌细胞生长所必需的酶，同时，机体肠道内的细菌在苹果果胶等萃取物的作用下会释放出大量酪酸，酪酸对肠道壁的细胞来说不仅是营养物质，而且对人体肠道中的多种癌细胞的生长有抑制作用，从而大大降低患大肠癌的风险。

法国国家健康医学研究所的研究也发现，苹果中的原花青素能预防结肠癌，常食苹果可以有效地预防大肠癌。据芬兰一项最新研究发现，苹果中所含有的黄酮类物质，是一种很好的抗氧化剂，它不但是高效的血管净化剂，而且能抑制癌细胞的增殖，是癌症的克星。

综合各国的调查研究表明，如果每人每天至少吃一个苹果就可以降低各种癌症的发生率：患口腔和咽喉癌的概率可下降21%；患肺癌的概率可下降46%；患乳腺癌的概率可下降18%；患食道癌的概率可下降25%；患结肠癌的概率可下降20%；患卵巢癌的概率可下降15%；患前列腺癌的概率可下降9%；患其他癌症的概率也能下降20%。

由此可见，苹果是癌症的克星，中老年人常食苹果对预防癌症大有裨益。

苹果营养保健养生美食

苹果瓜菜色拉

原料：苹果300克，番茄1～2只，新鲜黄瓜200克。

调料：色拉酱75克，柠檬汁15毫升，精盐、味精各适量。

制法：(1) 将苹果用凉开水洗净，去皮、核，切成小块；番茄洗净，用开水烫一下，剥去外皮，切成小块；黄瓜洗净后，再用开水烫一下，切成中块；备用。

(2) 将色拉酱、柠檬汁倒入碗内，加入精盐、味精拌匀成调味汁，备用。

(3) 食用前，把苹果块、番茄块、黄瓜块放入盆内，倒入调味汁拌匀。如是夏天可放入冰箱冷藏30分钟，口味更美。

特点：酸脆、爽口、脆嫩。

功效：健胃消食、健脑益智、抗衰防癌。

适应证：消化不良、肥胖症、高血压、冠心病、高脂血症、便秘、骨质疏松、癌症等。

苹果生菜色拉

原料：苹果2个，生菜150克，新鲜黄瓜100克，甜椒1只，番茄2只。

调料：色拉酱75克，柠檬汁15毫升，绵白糖25克，精盐、味精各适量。

制法：(1) 将苹果用凉开水洗净，去皮、核，切成小块；生菜洗净，切成中块，用凉开水洗一下；黄瓜用凉开水洗净，削皮切成小块；甜椒去蒂、籽，用凉开水洗净；番茄洗净，用开水烫一下，剥去外皮，切成小块；备用。

(2) 把色拉酱、柠檬汁、绵白糖、精盐、味精拌匀成调味汁，备用。

(3) 把苹果块、生菜块、黄瓜块、甜椒、番茄块放入盆内，倒入调味汁拌匀，即可。

特点：酸甜、脆嫩、爽口。

功效：清热解暑、补中益气、抗衰驻颜。

适应证：面部色斑、烦热口渴、贫血、消化不良、高血压、便秘、骨质疏松、癌症等。

苹果玉米色拉

原料：苹果 2～3 只，美国嫩玉米 100 克，番茄 2 只，香蕉 2 只，熟花生 50 克。

调料：色拉酱 75 克，柠檬汁 20 毫升，绵白糖 20 克，精盐、味精、胡椒粉各适量。

制法：(1) 将苹果用凉开水洗净，去皮、核，切成小丁；玉米洗净，用淡盐水煮熟冷却；番茄洗净，用开水烫一下，剥去外皮，切成小块；香蕉剥皮，切成小块；熟花生捣碎；备用。

(2) 把色拉酱、柠檬汁、绵白糖、精盐、味精、胡椒粉放在一起拌匀成色拉汁，备用。

(3) 将苹果丁、玉米、番茄丁、香蕉块、花生放入盆内，浇上色拉汁拌匀；放进冰箱冷藏 1 小时，即可食用。

特点：酸甜香辣、美国风味。

功效：补中益气、养颜美容、防病延年。

适应证：食欲不振、肥胖症、高脂血症、高血压、冠心病、骨质疏松、便秘、癌症等。

可可苹果橘子色拉

原料：苹果 2～3 只，橘子 3 只。

调料：可可粉 50 克，绵白糖 80 克。

制法：(1) 将苹果用凉开水洗净，去皮、核，切成小块；橘子去皮，剥成小瓣；把可可粉、绵白糖放在一起拌匀；备用。

(2) 在盘中间放上一层苹果块，撒上一些可可糖粉；码上一层橘子，再撒上一些可可糖粉。苹果、橘子间隔各放二层后，放入冰箱冷藏约1小时，即可食用。

特点：香甜爽口，西式风味。

功效：润泽肌肤，养颜美容，抗衰延年。

适应证：津少口渴、贫血、消化不良、孕期反应、用脑过度、骨质疏松、面部色斑等。

“浪漫情侣”色拉

原料：苹果2只，番茄1只，新鲜黄瓜1根，卷心菜100克，胡萝卜1根，奶油100克。

调料：绵白糖100克，柠檬汁25毫升。

制法：(1) 将苹果用凉开水洗净，去皮、核，切成小块；番茄洗净，用开水烫一下，剥去外皮，切成小块；黄瓜洗净后再用开水烫一下，切成中块；卷心菜去粗茎、洗净，切成细丝，用凉开水洗一下；胡萝卜用凉开水洗净，切成细丝；备用。

(2) 将奶油、柠檬汁、绵白糖倒入碗内，拌匀成调味汁，备用。

(3) 食用前，把苹果块、番茄块、黄瓜块、卷心菜丝、胡萝卜丝放入盆内，倒入调味汁拌匀，放入冰箱冷藏30分钟，即可食用。

特点：奶香、酸甜、脆嫩。

功效：健身壮骨、补充“生殖素”、提高生育力。

适应证：房劳、阳痿、遗精、精少不育等。

备注：凉拌菜要现做现吃，以免变质腐败。

“丘比特”色拉

原料：苹果2只，草莓100克，紫葡萄90克，橘子2只，香蕉2只。

调料：黑巧克力100克，柠檬汁20毫升，绵白糖100克，樱桃酒30毫升。

制法：(1) 将苹果用凉开水洗净，去皮、核，切成小块；草莓、紫葡萄用凉开水洗净，用开水烫一下；橘子去皮，剥成小瓣；香蕉剥皮，切成小块；备用。

(2) 将黑巧克力溶化，倒入柠檬汁、樱桃酒、绵白糖拌匀成调味汁，备用。

(3) 食用前，把草莓、紫葡萄、苹果块、生梨块、橘子瓣、香蕉块放入盆内，倒入调味汁拌匀，放入冰箱冷藏30分钟，即可食用。

特点：甜酸香美，别具风味。

功效：营养性器官、增强性机能、提高生育力。

适应证：房后疲劳、房事无力、性功能减退、举而不坚、阳痿遗精、精少不育等病症。

备注：凉拌菜要现做现吃，以免变质腐败。

苹果康复食疗妙方

方一

适应证：老年性白内障。

妙方：苹果皮 20 克，杏 3 个，苍术 15 克。

用法：将上物放入锅内，倒入 2 碗清水，煎至 1 碗，即可服用。

服用：每日 1 剂，2 次水煎服。

功效：清热泻火、益肝明目。

备注：苹果皮多残留农药，故必须用去除农药的洗涤剂洗净后，才能煎煮服用。

方二

适应证：肺虚吐痰。

妙方：苹果 2 个。

用法：将苹果洗净、切片，放入锅内，倒入 3 碗清水，煎至 1 碗，即可服用。

服用：每日 1 剂，分 2 次服食。

功效：清热化痰、润肺健脾。

方三

适应证：幼儿单纯性消化不良引起的腹泻，口渴等。

妙方：苹果 1 个。

服用：将苹果刮泥喂食幼儿，分 2～3 次食之。

功效：健脾消食、化滞止泻。

方四

适应证：高血压。

妙方：苹果 1～2 个。

用法：将苹果洗净，去皮核，切成条块，用榨汁机榨取原汁 100 毫升，即可服用。

服用：每日服 3 次，1 次饮完，连服 10 天为 1 个疗程。现做现饮，以免变质。

功效：降低胆固醇、软化血管。

方五

适应证：贫血。

妙方：苹果 1 个，番茄 2 个，黑芝麻 20 克，蜂蜜适量。

用法：将番茄洗净，用开水烫后去皮，切成小块；苹果洗净，去皮核，切成小块；黑芝麻炒至香熟。将番茄块、苹果块放入碗内，调入蜂蜜拌匀，撒上黑芝麻，即可服用。

服用：每日 1 剂，1 次食完，连服 6～8 天。

功效：滋补养血、红颜悦色。

方六

适应证：贫血所引起的面色苍白、头晕目眩、四肢乏力、手足冰冷等。

妙方：苹果(去核)150 克，樱桃(去核)各 50 克。

用法：将苹果、樱桃一起洗净，切成条块，用榨汁机榨取原汁，即可服用。

服用：每日 1 次，1 次服完。

功效：健脾益气、养血止晕。

梨 ——清热降火、养阴润肺

话 说 梨

梨又称快果，为蔷薇科植物梨的果实。梨树原产于我国，有 3 000 多年的栽培历史，素有“百果之宗”的称号，是我国最为普遍种植的一种果树，仅次于苹果和柑橘，名列国内第三位。梨为落叶乔木，花期 4 月，果期 8～9 月。果实成熟时采收供应市场。

【历史概述】

古时候的梨多为野生山梨，当时，在我国南方称为“甘棠”、“树遂”；北方的野生梨，称“杜梨”。春秋战国后，野生梨通过天然异树授粉的演变成了“极其脆美者”的果品。在《庄子》一书中论及礼义制度发展变化时还用“梨”来打比方。司马迁在《史记》中云：“淮北萦阳河济之间千树梯（即梨），其人与千户侯等。”可见汉代已有人种上千棵梨树，能发家致富“与千户侯”相同的富有。

据说唐代皇帝玄宗李隆基也喜欢种植梨树，当时在京都城光华门的禁苑中栽培梨树百余棵，堪称皇家“梨园”，园内有宫殿、酒亭、球场等豪华设施，经常进行戏曲、歌舞表演，热闹非凡，成为皇室和达官贵人们娱乐的场所。

再说唐玄宗精通音律，喜爱歌舞，还亲自担任了“梨园”的崔公（相当于现在的艺校校长），经常组织上千位歌伎、舞伎在皇家“梨园”练习歌舞、戏曲，是历史上规模最大的培训演员的地方。

京剧界追根溯源就到了“梨园”这个地方，故后世称戏曲界为“梨园界”，从事戏曲这行业的叫“梨园行”，戏曲演员称为“梨园弟子”，而几代人从事戏曲事业的家庭也称“梨园世家”。

汉代以后梨的足迹遍布祖国山河，东起台湾，南至海南岛，西到西藏，北至黑龙江，到处都有栽培。一般农家、田园的房前屋后都种植梨树，夏天可遮阳乘凉，秋天可采摘果实作水果食用。

梨不仅是人们喜爱的水果，而且它的食用价值自古备受重视，对它的赞美之辞比比皆是。比如宋代梅尧臣写诗云："名果出西州，霜前竞以收。老嫌水熨齿，渴爱蜜过喉。色日瑶盘发，甘应蚁酒投。仙桃无此比，不畏小儿偷。"曾巩也在《食梨》诗中赋道："初尝蜜经齿，久嚼泉垂口。蠲烦慰诸亲，愈渴忻众友。"

梨树经过历代劳动人民的辛勤培育，至今在我国品种繁多，而且产量很高，主要品种有白梨、沙梨、洋梨、秋子梨四大品系，南北各梨区，都拥有适应各地区栽培的、不同熟期的成套品种，其中著名有蜜梨、鸭梨、砀山梨、莱阳梨等品种。

【典故传说】

有关梨止咳去痰的药用价值还有一段有趣的传说。

相传有一年冬天，唐初名相魏征的母亲患了严重的咳喘病，虽有名医良方，老母亲却因良药苦口而一概不肯服用，延误数日，病情加重。

正无计可施时，魏征忽念其母平素爱吃梨，便投母所好，买来许多鸭梨，将治咳喘的草药研为细末，与梨、冰糖一起煮成膏。其母尝后，十分爱吃，梨膏尚未食尽，病已痊愈。

以后，人们就根据这种方法制成我国传统的食疗产品"秋梨膏"，并根据不同的咳喘症状，生产出秋梨膏达 40 多种，其中以北京产的"通三益"秋梨膏最为著名。

相传，梨曾救治过一位被名医判"死刑"的书生。

古代有一位书生日渐消瘦、疲倦，便去请名医杨吉老诊治，杨医生察脉望色后说："君热证及极，气血消铄，所去三年，当以症死。"

后来，此书生另请一位道士诊治，道士切脉后，要书生每天吃好梨一个，不得间断，若鲜梨吃完，就吃干梨泡水，食渣饮汁。此书生不服用任何药物，天天吃梨，一年后体态肥健，面色红润，容光焕发，精力充沛。由此可见，梨具有滋补健身的功效。

【烹饪简介】

梨肉脆汁多，味道甜美，清香宜人，食后清凉生津，是人们喜食一种水果。

用梨榨成梨汁喝，清凉甜爽，味道很好，如再上柚子汁、柠檬汁或蜂蜜，甜酸可口，生津润肺，滋阴利喉，是阴虚火旺、声音嘶哑、喉咙干涩最好的饮品。

梨果大都是生食的，但在我国西北兰州却把它煮熟后食用，称之为“热冬果”。据说这种吃法已沿传数百年之久，寒冷的冬天，在兰州市的街头巷尾经常可以听到实“热冬果”的叫喊声。当地人随时可以在路边买上一个热气腾腾的熟梨来吃，就如上海人冬天吃烤红薯那样寻常。连汤带果一碗下肚，使人寒气顿消，暖流通身，有说不出的快意。

我国其他地方也常用煮、蒸、冰糖炖等方法来吃梨果，可减去其寒性，对人体健康有益。梨还可以制作梨膏、果汁、果酱、果脯、罐头，也可以酿成梨酒、梨醋等。

选购小窍门

选购梨，要以果型饱满，大小适中，皮薄清香；不论形色，总是以核小肉细、嚼之无渣、汁多味甜者为佳品。

【营养价值】

梨营养价值较高，含有丰富的糖分、有机酸、多种维生素及微量元素等营养成分，不仅是机体维持生命所必需的营养元素，而且还具有保持人体健康的生理价值。

梨中所含有丰富的B族维生素，能增强心肌活力，保护心脏；所含的多种维生素和多糖类物质，容易被机体吸收，能增进食欲，减轻疲劳，具有肝脏保护的作用，肝炎患者常食梨有保肝、助消化、增进食欲的作用。

梨中所富含的碘，对甲状腺肿大的患者有一定的疗效；梨中富含铁，贫血患者多吃，可使苍白的面色红润起来；梨中所富含的果胶、膳食纤维比苹果更有助于促进消化功能，能刺激结肠的蠕动，清肠排便，减少毒素、废物在体内积存，有显著的清肠通便功效。

据有关研究认为，梨中所富含的有机酸等成分，具有镇静、降低血压、净化肾脏的作用，如冠心病、高血压、肝炎、肝硬化、肾炎等患者出现头晕目眩、心悸耳鸣，经常食用梨会获得良好的康复疗效。

另外，用梨树叶晒干泡茶水喝，有净化人体器官的作用，可防治痛风、膀胱炎、尿道炎及泌尿系结石等。

【文献记载】

我国历代医学家把梨视为治病的良药，并根据临床实践对其药用价值进行了研究与论述，现选录如下。

宋代医学家寇宗奭在其编撰的《本草衍义》中曰："梨，多食则动脾，少则不及病，用梨之意，须当斟酌，惟病酒烦渴人，食之甚佳，终不能却疾。"

明代著名药物学家李时珍在其所撰的《本草纲目》中言："梨，有治风热、润肺、凉心、消痰、降火、解毒之功也。"

明代医学家缪希雍在其编撰的《本草经疏》中云："梨，能润肺消痰，降火除热，故苏恭主热嗽止渴，贴汤火伤；大明主贼风心烦，气喘热狂。"

清代医学家王秉衡在其编撰的《重庆堂随笔》中称，梨"凡烟火、煤火、酒毒，一切热药为患者，啖之立解。温热燥病，及阴虚火炽，津液燔涸者，捣汁饮之立效"。

【适宜应用】

中医学认为、梨性凉，味甘、微酸，入肺、心、肝、胃经，具有清热降火、养阴补液、生津止渴、润肺止咳、养血生肌之功效，适应热病烦躁、津少口干、声嘶失音、咽喉发痒干痛、热病伤阴、阴虚干咳、肺热咳嗽、咳喘、痰黄、咳嗽痰稠或无痰、眼目赤痛、噎膈、消渴、小便不畅、便秘、宿醉未醒者、疮疡、烫火伤等病症。

据《本草通玄》载，梨"生者清六腑之热，熟者滋五脏之阴"，是阴虚火旺、身体消瘦者滋补强壮的佳果。

现代医学研究发现，梨可防治消化不良、慢性支气管炎、肺结核、高血压、心脏病、肝炎、肝硬化等病症。

另据研究，梨子含有木质素，可降低胆固醇；梨子还含有硼，可预防妇女骨质疏松症，也提高记忆力、注意力、心智敏锐度。

温馨提醒

梨因性寒助湿，故寒性咳嗽、慢性肠炎、糖尿病等患者忌食；风寒咳嗽、脾胃虚寒、脘腹冷痛、大便溏泻者应慎食为妥；胃酸过多、手脚发凉、血虚畏寒、夜尿频多等患者应少吃为宜。

梨与螃蟹、鹅肉相克，不宜同食，以免引起腹胀、腹泻等不良反应。梨因含果酸多，不宜与如氨茶碱、小苏打等碱性药同服。

梨的食疗功效

近几十年来，国内外有关专家运用现代科学技术对梨进行了各方面的研究，对其的药理研究结果概述如下。

梨具有清喉降火、保养嗓子的功用

据现代药理学研究发现，梨中富含的苷类、多种维生素等成分，能补充人体体液，增加口腔津液，具有清热降火、生津润喉，养阴补液、保养嗓子的作用。因而，教师、演员、播音员、歌唱家常食梨，具有清喉降火、保养嗓子的作用。

梨是治疗肺热咳嗽、痰稠痰黄的"灵丹"

我国历代医学家把梨视为治疗肺热咳嗽的"灵丹"，传统的食疗产品"秋梨膏"，根据不同的咳喘症状，生产出 40 多种秋梨膏，治疗各种肺热咳嗽。我国民间也常用梨与川贝、冰糖一起炖食，治疗由阴虚引起的干咳、咳喘、痰黄、痰稠等，均可获得良好的功效。

老烟客常食梨有助于排泄体内致癌物质

据有关韩国专家对老烟客研究发现，如老烟客连续 4 天每日食用梨 750 克，食完后化验其尿液，发现尿液中的多环芳香烃代谢物——"1-羟基芘"含量增多，多环芳香烃代谢物——"1-羟基芘"是一种致癌物质。

韩国专家还发现，老烟客在吸烟 6 小时后食用 1 个梨，血液中的"1-羟基芘"就会通过尿液大量排出；若老烟客在吸烟后 6 小时不食用梨，尿液中排出的"1-羟基芘"含量就明显减少。

韩国专家指出，老烟客肺部积聚大量毒素，饭后吃个梨，可使积存在人体内的致癌物质“1-羟基芘”大量通过尿液排出。再说梨中富含的维生素A、维生素B_2，可保护支气管与肺部，也能抵消烟中焦油的致癌性。

因此，老烟客常食梨有助于人体排泄致癌物质——“1-羟基芘”，对预防癌症具有重要意义。

梨有降脂降压，改善头晕目眩的作用

据我国台湾地区有关专家研究认为，梨的果肉中所含的苹果酸、果胶等物质，摄入机体后可与胆汁酸结合，吸收人体中过多的胆固醇，并将其分解成代谢物排出体外，具有降低胆固醇、防止动脉粥样硬化的作用。梨果还具有清热镇静，增加血管弹性，降低血压的作用。

因此，高血压患者，尤其是肝阳上亢或肝火上炎型高血压患者，常食梨有助于改善头晕、目眩等症状。

梨有抗肿瘤，预防消化道肿瘤的功效

据现代药理研究证明，梨果肉中富含果胶、膳食纤维等物质，可直接进入大肠，抑制致癌物质亚硝胺的形成，能刺激结肠的蠕动，减少了粪便中促癌致癌物质与肠黏膜接触的时间，起到了预防肠道肿瘤的作用。因而，中老年人经常食用梨既能促进大便的畅通，又能有效的预防消化道肿瘤。

梨营养保健养生美食

梨鲜奶果汁

原料：生梨1个，鲜荔枝100克，新鲜牛奶1/3瓶，菠萝1/4个，柠檬1/4个。

调料：蜂蜜适量。

制法：(1) 将生梨去皮、核，用凉开水洗净，切成小块；荔枝去壳、剥肉；菠萝去皮，用凉开水洗净，切成小块；柠檬挤出原汁；备用。

(2) 把生梨块、荔枝肉、菠萝块用榨汁机内榨取原汁，与牛奶、柠檬汁、蜂蜜一起拌匀，即可饮用。

特点：奶香甜美，别具风味。

服用：每日1剂，1次饮完。现做现饮，以免变质。

功效：补虚健身、润肤红颜、抗衰美容。

适应证：面色苍白、面色萎黄、面部干皱、食欲不振、气虚血亏等。

酸辣梨菜色拉

原料：梨 2 个，甜椒 2 只，新鲜黄瓜 200 克，番茄 2 只。

调料：色拉酱 50 克，醋精 5 克，精盐、胡椒粉各适量。

制法：(1) 将梨洗净，去皮、核，切成小块；甜椒去蒂、籽，用凉开水洗净，撒上精盐腌制片刻，沥干水分；黄瓜用凉开水洗净，削皮切成小块，撒上精盐腌制片刻；番茄洗净，用开水烫一下，剥去外皮，切成小块；备用。

(2) 控去腌制黄瓜的水分，与梨块、番茄块一起放入盆内，加入色拉酱、醋精、胡椒粉拌匀，即可食用。

特点：酸辣、脆嫩、爽口。

功效：清热降火、养阴补液、抗衰美容。

适应证：面部色斑、热病伤阴、消化不良、阴虚干咳、咳嗽痰稠、肺结核、高血压、便秘、肝炎、肝硬化、消化系统肿瘤等。

清凉降火色拉

原料：梨 3 个，番茄 2 只，新鲜黄瓜 250 克，鲜薄荷叶 25 克。

调料：色拉酱 75 克，醋精 5 克，柠檬汁 10 毫升，绵白糖 25 克，精盐、味精各适量。

制法：(1) 将梨洗净，去皮、核，切成小块；黄瓜洗净，削皮切成小块，番茄洗净，用开水烫一下，剥去外皮，切成小块；薄荷叶洗净，切成细末；备用。

(2) 把色拉酱、薄荷叶末、绵白糖、醋精、精盐、味精拌匀成调味汁，备用。

(3) 把梨块、黄瓜块、甜椒、番茄块一起放入盆内，倒入调味汁拌匀，放入冰箱冷藏约 30 分钟，即可食用。

特点：清凉、脆嫩、爽口。

功效：清热降火、消暑开胃。

适应证：热病伤阴、津少口干、声嘶失音、肺热咳嗽、咳喘痰黄、消渴、便秘等。

水果健美色拉

原料：梨 3 只，苹果 1 只，橘子 2 只，香蕉 2 只。

调料：色拉酱 75 克，柠檬汁 15 毫升，醋精 5 克，绵白糖 25 克，精盐、味精各适量。

制法：(1) 将梨、苹果洗净，去皮、核，切成小块；橘子去皮，剥成小瓣；香蕉剥皮，切成小块；备用。

(2) 将色拉酱、柠檬汁倒入碗内，加入醋精、绵白糖、精盐、味精拌成调味汁，备用。

(3) 食用前，把梨块、苹果块、橘子瓣、香蕉块放入盆内，倒入调味汁拌匀，放入冰箱冷藏 30 分钟，即可食用。

特点：甜酸、爽口、味美。

功效：养阴补液、清热降火、抗衰健美。

适应证：阴虚烦热、消化不良、支气管炎、高血压、肝炎、肝硬化、消化系肿瘤等。

梨莓酸奶色拉

原料：梨 3 个，草莓 250 克，酸牛奶 150 克。

调料：色拉酱 30 克，白醋、精盐适量。

制法：(1) 将梨洗净，去皮、核，切成方块；草莓用凉开水洗净，沥干水分；备用。

(2) 将色拉酱、酸牛奶倒入碗内，加入精盐、白醋拌匀成调味汁，备用。

(3) 食用前，把梨块、草莓放入盆内，倒入调味汁拌匀。如是夏天可放入冰箱冷藏 30 分钟，口感更佳。

特点：酸脆、爽口、脆嫩。

功效：清热降火、滋阴润肺、抗衰美容。

适应证：面部色斑、热病伤阴、阴虚干咳、咳嗽痰稠、高血压、肝炎、消化系肿瘤等。

巧克力水果色拉

原料：梨 2 只，草莓 100 克，紫葡萄 60 克，橘子 1 只，香蕉 2 只，黑巧克力 100 克。

调料：柠檬汁 25 毫升，绵白糖 75 克，樱桃酒 30 毫升。

制法：(1) 将梨洗净，去皮、核，切成小块；草莓、紫葡萄洗净，用开水烫一下；橘子去皮，剥成小瓣；香蕉剥皮，切成小块；备用。

(2) 将黑巧克力溶化，倒入柠檬汁、樱桃酒、绵白糖拌匀成调味汁，备用。

(3) 食用前，把梨块、苹果块、草莓、紫葡萄、橘子瓣、香蕉块放入盆内，倒入调味汁拌匀，放入冰箱冷藏 30 分钟，即可食用。

特点：甜酸香美，西式风味。

功效：清热滋阴、抗衰美容。

适应证：未老先衰、脾虚少食、面部色斑、热病伤阴、阴虚干咳等病症。

梨康复食疗妙方

方一

适应证：急性喉炎、咽痛声哑。

妙方：生梨 3 个，橘皮 15 克，冰糖适量。

用法：将生梨洗净，去皮、核，切成小块，用榨汁机榨取原汁；橘皮、冰糖水煎成浓汁。再将梨汁、橘糖水混合调匀成饮料，放入冰箱冷藏。

服用：每日 1 剂，分早、晚 2 次慢慢咽服。

功效：清肺开音、养阴散结。

方二

适应证：支气管炎。

妙方：生梨 1 个，菠萝 1 个，蜂蜜适量。

用法：将生梨、菠萝洗净，去皮，切成条块(菠萝用淡盐水洗泡)，用榨汁机榨取原汁，加入蜂蜜调好口味，即可饮用。

服用：每日 1～2 次，连服数天。

功效：润肺祛燥、生津止咳。

方三

适应证：百日咳。

妙方：梨 200 克，胡桃仁 50 克，冰糖适量。

用法：将梨去皮、核，切成小块；胡桃仁捣碎，把梨块、胡桃粒、冰糖放入锅内，加入适量清水，用文火煮成膏状，贮瓶备用。

服用：每日 3 次，每次 1～2 汤匙。

功效：润肺补肾、止咳化痰。

方四

适应证：肺炎。

妙方：雪梨、鲜藕、芦根各 100 克。

用法：将雪梨去皮、核，切成小块，鲜藕、芦根洗净，切成小块，一起用榨汁机榨取原汁，即可服用。

服用：每日 2～3 剂，每剂 1 次饮完。

功效：清热解毒、润肺止咳。

方五

适应证：妊娠呕吐。

妙方：梨皮 20 克，陈皮 12 克，竹叶 6 克。

用法：将上物放入锅内，倒入 2 碗清水，用文火煎至 1 碗，即可服用。

服用：每日 1 剂，2 次水煎服。

功效：和胃、降逆、止吐。

方六

适应证：放疗后口渴、阴虚肺燥、痰热咳嗽。

妙方：生梨汁、芦根汁、荸荠汁、麦冬汁各 50 毫升，甘蔗汁 100 毫升，蜂蜜少许。

用法：将以上各汁混合后，加入蜂蜜调味成 1 杯，备用。

服用：每日 1～2 剂，1 次饮完，连服至放疗结束。

功效：清热排毒、生津止渴。

葡萄 ——养血益气、强壮筋骨

话说葡萄

葡萄又称蒲桃、草龙珠，为葡萄科植物葡萄的果实。葡萄原产于欧洲、亚洲西部和非洲北部，是世界最古老的水果之一。我国栽培葡萄是从西汉开始的，现在北起黑龙江，南到海南岛，东至山东半岛，西到天山脚下，都有葡萄的足迹，主要产于新疆、甘肃、山西、河北等地。葡萄为落叶藤本植物，花期6月，果期9～10月，浆果球形或椭圆形，富含汁液，熟时紫黑色或红中带青色，外被蜡粉。夏末、初秋果实成熟时采收供应市场，或风干成葡萄干供应市场。

葡萄经过千百年来先辈们的精心栽培，葡萄的种类众多，现有300～400多种，其色泽多姿多彩，有红、白、绿、紫、黑；名称也高雅俊秀，有水晶、玛瑙、龙珠、马乳等；其中较为著名的佳品有：新疆的无核葡萄、河北宣化的白牛奶葡萄、北京的玫瑰葡萄、上海的巨峰葡萄等。

【历史概述】

世界上栽培葡萄的历史已有5 000～7 000年了。古埃及在6 000年前就有葡萄栽培和酿酒的记载。古希腊在荷马时代已把葡萄酒作为一般的饮用品。《圣经·旧约全书》中也谈到过这种美妙的水果。

我国栽培葡萄也有2 000多年的历史，相传张骞出使西域时，从大宛国（今俄罗斯中亚费尔干纳盆地）将种子引来的。三国时期，曹丕在《魏文帝诏》中称赞道："中国珍果甚多，且复为说葡萄。当其末夏涉秋，尚有余暑，酒醉宿醒，掩露而食，甘而不饴，酸而不酢，冷而不寒，味长汁多，除烦解渴。又酿以为酒，甘于曲糵，善醉而易醒。"寥寥数语，把葡萄特点写得淋漓尽致。

我国的"葡萄之最"在新疆。新疆的葡萄栽培历史悠久，传说在2 000年前，吐鲁番三堡的底开伊努斯王国的国王，从贡品中尝到葡萄，极为赞赏，即派使臣去阿拉伯取来种植，发展到今就成为最负盛名的吐鲁番无籽葡萄。它绿似翡翠，圆若珍珠，颗颗晶莹，串串闪光，因其无核、多糖，不仅鲜食甜美，也适合制成葡萄干。又因为吐鲁番夏日气候干热，自然风干的葡萄干不失原来的色香味，所以新疆的葡萄干畅销全球。

由于葡萄适应性强，耐旱、耐瘠薄、耐盐碱，荒山野岭沙滩地都可以栽培，不会与糖、棉、油争土地，因而在所有果品中，葡萄大概是分布最广的水果了。全球各种水果的年产量 1.3 亿多万吨，其中葡萄就 6 千多万吨，居百果之冠的地位。

目前场上供应的欧美品系的进口葡萄称为“提子”，绿色的葡萄叫“青提”、红色的葡萄叫“红提”、黑色的葡萄叫“黑提”，实质上这些都是葡萄的果实，只是品种上的区别。

现在有些商家为了赚钱，把引种至国内种植的欧美品系的葡萄也称为“提子”供应市场，大有冒充进口“提子”之嫌。事实上，我国栽培的一些优质葡萄，皮薄肉腴，甜蜜汁多，品质不比进口的“提子”差，且价廉物美。

【烹饪简介】

葡萄汁多肉腴，甜中带酸或味甜如蜜，历来受到人们的喜爱，是当今世界上人们喜食的第二大果品。

葡萄的最大经济价值是酿酒，用葡萄酿成的酒，味甘、性温、色美、善“醉”易醒、滋补。唐代诗人王翰曾写下了“葡萄美酒夜光杯”的著名诗句，表达了人们爱喝葡萄酒的心愿。

现在，全球 80％的葡萄用于酿酒，葡萄酒的年产量为 3 000 多万吨。我国的葡萄酒以山东烟台张裕公司的红玫瑰葡萄酒为最佳，此酒由法国葡萄和中国葡萄混合酿制，酒色紫红，味甜微酸，醇香爽口，驰名中外，孙中山先生曾以此酒奖匾：“品重醴泉”。

葡萄除作为酿酒、鲜食之外，还可制成果酱、葡萄汁、葡萄干等食品。葡萄干也是我国民间传统的滋补品，与莲子、红枣、龙眼肉等煮成羹食用，甜美可口，营养丰富，是中老年人冬令的养生益寿的进补佳品。

选购、清洗小窍门

选购葡萄，要以果粒饱满，大小均匀，果粒牢固，颜色较深，外有白霜，香甜汁多者为佳品。选购时可试吃一串葡萄的最下面一粒，因为通常情况下，最下面的葡萄是最不甜的，如果这粒葡萄也甘甜，就表示整串葡萄都很甜。

由于葡萄品种繁多，品质相差悬殊，选购葡萄也要注意品种及产地。目前市场上供应的价廉物美的口感较好的葡萄约两种：一种是巨峰葡萄，果粒一般，色泽较紫，肉腴汁多，味道蛮好；另一种是奶油葡萄，个小饱满，颜色淡黄，含糖量大，甜浓多汁，味道很好。

清洗葡萄，先要用剪刀小心剪去葡萄蒂梗，但切不可把葡萄从果枝上拔下，这样可使葡萄上留个小洞，果肉就容易变质腐烂。然后，把剪下的葡萄粒放入盆内，加入适量清水、少许面粉，用手轻轻搅拌几下，倒掉浑浊的面粉水，就可用清水冲净，沥干水分即可。如一时吃不完也可放入冰箱冷藏，可保鲜3～5天。

【营养价值】

葡萄营养价值高，葡萄汁被营养学家称为“植物奶”，含有葡萄糖、果糖、蔗糖及多种有机酸、维生素、矿物质等营养成分。

葡萄所含的糖类高达15％～30％，其中以葡萄糖为主，最容易被人体直接吸收，是消化功能较差者的理想果品。葡萄中所富含的果酸有健脾和胃的作用，适当多吃些葡萄，有助于提高机体的消化功能。

据有关研究发现，葡萄还具有富含维生素P的活性，维生素P属于水溶性维生素，人体无法自身合成，因此必须从食品中摄取。维生素P是机体消化吸收维生素C的不可缺少的物质，它能减少血管脆性，降低血管通透性，增强维生素C的活性，故经常食用葡萄可预防脑出血、视网膜出血、紫癜等疾病。

葡萄富含钾元素，它能帮助人体积累钙质，以促进肾脏功能，调节心律。葡萄是果品中含复合铁元素最多的水果之一，尤其制成葡萄干后，糖和铁的含量均相对增加，是少年儿童、妇女和贫血患者的营养佳品。

葡萄还富含维生素、有机酸等物质，能促进人体的新陈代谢，排除尿酸，保护肝脏不受病毒侵袭。另外，葡萄对神经衰弱、过度疲劳者有良好的滋补作用。

许多法国人在葡萄收获季节只吃葡萄，一方面因为葡萄能促使体内酸碱平衡，另一方面也是因为葡萄还有镇定神经的作用。经调查表明，常食葡萄者生癌的机会大大低于不常食葡萄者。

【文献记载】

我国历代医学家把葡萄视为治病的良药，并根据临床实践对其药用价值进行了研究与论述，现选录如下。

我国现存最早的一部药学专著《神农本草经》载，葡萄“主筋骨湿痹，益气倍力，强志，令人肥健耐饥，忍风寒”。

唐代医学家甄权在其编撰的《药性论》中曰，葡萄“除肠阎水气，调中治淋，通小便”。

明代医学家兰茂在其编撰的《滇南本草》中言，葡萄“大补气血，舒筋活络，泡酒服之。治阴阳脱症，又治盗汗虚证。汁，治咳嗽”。

清代医学家叶天士在其编撰的《本草再新》中云，葡萄“暖胃健脾，治肺虚寒嗽，贩血积疽瘤”。

清代医学家王士雄在其编撰的《随息居饮食谱》中谓，葡萄“补气，滋肾液，益肝阴，强筋骨，止渴，安胎”。

《百草镜》称，葡萄“治筋骨湿痛。利水甚捷，除遍身浮肿”。

《滇南本草图说》道，葡萄“治痘症毒，胎气上冲，煎汤饮之即下”。

《陆川本草》说，葡萄“滋养强壮，补血，强心利尿。治腰痛，胃痛，精神疲惫，血虚心跳”。

【适宜应用】

中医学认为，葡萄性平、味甘酸，入肺、脾、肾经，具有滋补肝胃、养血益气、健脑养神、生津止咳、强壮筋骨、通利小便之功效，适应肺虚咳嗽、气血两虚、脾虚气弱、气短乏力、心悸盗汗、痘疹不透、水肿、淋症、小便不利、筋骨疼痛、风湿痹痛等病症。

现代医学研究发现，葡萄可防治贫血、神经衰弱、脂肪肝、冠心病、高血压、肾炎、风湿性关节炎、癌症等病症。

另据研究发现，葡萄种子油可降低胃酸度，有利胆的作用。

温馨提醒

凡脾胃虚寒、糖尿病、便秘患者不宜多食葡萄，多食易生内热，或令人腹泻。

食葡萄后不要马上喝水，以免胃酸被冲淡，葡萄在肠胃急剧氧化、发酵，加速了肠道的蠕动，容易引起腹泻。不过，此腹泻不是细菌所引起，泻后可不治自愈的。

葡萄不宜与鱼虾同食，以免影响人体对钙质的消化吸收，最好两者间隔四小时之后再食为宜。葡萄干不宜与螺内酯、氨苯蝶啶等保钾利尿药同时服用，也不可与其他含钾量高的食物同时食用，如香蕉等，否则容易出现腹胀、腹泻、胃肠痉挛、心律失常等高血钾症。

葡萄的食疗功效

近几十年来，国内外有关专家运用现代科学技术对葡萄进行了各方面的研究，对其的药理研究结果概述如下。

葡萄是预防脑血栓、心肌梗死的良药

据法国有关科学家研究发现，葡萄中含有的某些成分能比阿司匹林更好地阻止血栓形成，降低血小板的凝聚力，并有降低人体血清胆固醇水平，对预防脑血栓、心肌梗死有良好的作用。

另据美国威斯康星大学弗兰特博士研究发现，葡萄汁、葡萄籽及葡萄皮内均富含强力抗氧化物质——白藜芦醇及类黄酮等成分，具有类似阿司匹林药物的溶血栓、抗血凝的功用，如果每天饮用 3 杯紫葡萄汁，可使血小板聚集力降低 40％，对预防脑血栓、心肌梗死有明显的作用。

因此，中老年人常食葡萄预防脑血栓、心肌梗死具有积极的意义。

葡萄籽是清除自由基，抗衰葆春的佳品

据有关报道，我国科学家从普通葡萄籽中提取出——原花青素低聚物(OPC)，是一种具有较强效力的抗氧化物质，通过实验表明它能有效清除人体内多余的自由基。自由基是人体氧化过程中的产物，它可损害脱氧核糖核酸、胶原蛋白，破坏组织细胞并导致皱纹、老年斑、老年痴呆等多种疾病发生。

有关法国科学院研究生院，曾用葡萄籽提取物提取原花青素做有关清除自由基的试验，结果证实，其抗氧化的功效比维生素C高出18倍之多，比维生素E高出50倍，尤其能提高机体自身清除自由基的活性，是其他抗氧剂所不可相比的。

欧美专家把这从葡萄籽中提取出的原花青素（OPC）制成“抗衰葆春美容口服剂”，被称为“21世纪最有发展前景的抗衰美容品”，它能有效清除人体内的自由基，促使胶原蛋白的生成而促进发育，使皮肤富有弹性，保持皮肤润滑细嫩，预防皱纹；抑制皮肤的黑色素产生，也能使沉着于皮肤上的黑色素逐渐消退，可防治雀斑、色斑。

由此可见，葡萄籽是清除自由基，抗衰葆春的佳品。因此，用葡萄榨汁时最好与葡萄籽一起榨取，可让人体多吸收一些“原花青素低聚物（OPC）”，抗衰美容永葆青春。

葡萄具有防癌、抗癌的作用

据美国北卡罗来纳大学医学院有关专家研究发现，葡萄中所含的白藜芦醇，可以防止正常细胞癌变，阻止癌细胞扩散，具有较强的抗癌作用。

最近美国专家还研究发现，葡萄皮中含有显著的抗癌物质，这种物质对人体没有任何不良反应，也是将来开发天然预防癌症药的最佳食物。研究人员还提醒大家“吃葡萄不要吐葡萄皮”，但要注意清除果皮上的农药。

由此可见，葡萄具有防癌、抗癌的作用，只要清除果皮上的农药，连皮一起吃对预防癌症具有重要的意义。

葡萄营养保健养生美食

红珍珠情露

原料：紫红葡萄250克，红樱桃1/2杯。

制法：（1）葡萄用凉开水洗净、去梗；樱桃用凉开水洗净，去内核，备用。

（2）把葡萄、樱桃分别放入榨汁机内，榨取原汁，即可服用。

特点：清酸汁甜。

服用：每日 1 剂，当茶 1 次饮完，现做现饮，以免变质。

功效：补血养颜、营养丰富。常饮可使人容光焕发、皮肤红润、精力充沛。

适应证：气血两虚、贫血心悸、脾虚气弱、气短乏力、过度疲劳、体倦乏力、未老先衰等。

五鲜果汁

原料：葡萄 100 克，生梨、荸荠、鲜藕各 50 克，甘蔗 100 克。

制法：(1) 将葡萄用凉开水洗净，剪梗取粒；生梨用凉开水洗净，去皮核，切成条块；甘蔗去皮后，用凉开水洗净，切成小块；荸荠、鲜藕去皮后，用开水烫泡一下；备用。

(2) 把葡萄粒、生梨块、甘蔗块、荸荠块、鲜藕块分别放入榨汁机内，榨取原汁，即可饮用。

特点：清甜爽口。

服用：每日 1 剂，当茶 1 次饮完，现做现饮，以免变质。

功效：清热降火、生津止渴。

适应证：过度疲劳、体倦乏力、衰肠热、便秘、高血压、脂肪肝、冠心病、肾炎、癌症等。

葡萄苹果色拉

原料：紫葡萄 250 克，苹果 2 个，香蕉 2 根，听装菠萝、糖水橘子各 100 克。

调料：蜂蜜 60 克，白葡萄酒 30 克。

作法：(1) 将葡萄用凉开水洗净，沥干水分，摘下葡萄粒；苹果用凉开水洗净，去皮核、切成小块；香蕉去皮，切成小块；菠萝、糖水橘子、蜂蜜、白葡萄酒放入碗内拌匀，调好口味成调味汁，备用。

(2) 把葡萄粒、苹果块、香蕉块、放入盆内，浇上调味汁拌匀，即可食用。

特点：酒香酸甜，异国风味。

功效：补血益气、健脾开胃、消暑生津。

适应证：口渴烦热、消化不良、脾虚食少、气血虚亏、筋骨疼痛、癌症等。

备注：糖尿病患者不宜食用。

葡萄滋补羹

原料：新疆无籽葡萄干 30 克，胡桃仁 18 克，龙眼肉 16 克，宁夏枸杞子 15 克，红枣 18 枚。

调料：红糖适量，藕粉 20 克，糖桂花少许。

制法：(1) 将无籽葡萄干、胡桃仁、枸杞子略洗一下；红枣洗净，用清水浸泡 1 小时；备用。

(2) 把胡桃仁、红枣一起放入锅内，倒入适量清水，先用大火煮沸后，改用小火煮至八成熟时，放入葡萄干、枸杞子煮至熟软，放入红糖调好口味煮沸一下，用藕粉勾成薄芡，淋入糖桂花，即可食用。

特点：香甜可口。

功效：养血安神、健脾补虚、益肾强骨。

适应证：神经衰弱、失眠、疲劳乏力、脾胃虚弱、年老体弱、未老先衰、贫血、腰膝酸软肾虚阳痿等。

备注：糖尿病、高脂血症、肥胖症等患者不宜食用。

葡萄补血膏

原料：新鲜葡萄、蜂蜜各适量。

制法：将葡萄洗净，剪取颗粒，放入榨汁机榨取原汁约 1 000 毫升，用文火浓缩成稠汁，加入等量蜂蜜调匀，再煮沸片刻，待温热后，倒入瓶内，备用。

特点：清香甜蜜。

服用：每日 2 次，每次 1 匙，用开水调服。

功效：补血清火、生津开胃。

适应证：贫血、面黄肌瘦、食欲不振、神经衰弱等。

备注：糖尿病、高脂血症、肥胖症等患者不宜食用。

葡萄养生羹

原料：葡萄干 25 克，熟胡桃仁 9 枚，炒花生、熟芝麻各 15 克，红枣 16 枚。

调料：藕粉 30 克，红糖适量。

制法：(1) 将胡桃仁、花生、芝麻研为细末；葡萄干、红枣洗净；备用。

(2) 先将红枣去核，与葡萄干一起放入锅内，加入清水两大碗煮沸后，慢慢调入藕粉，边加边调煮成糊状时，加入胡桃仁末、花生末、芝麻末、红糖拌匀，即可服用。

特点：清香甜美，营养丰富。

服用：每日 1 剂，分 2 次，当点心服用。

功效：补虚益肾、养血安神、健脾养胃。

适应证：未老先衰、年老体弱、脾胃虚弱、疲劳乏力等。

备注：糖尿病、高脂血症、肥胖症等患者不宜食用。

葡萄康复食疗妙方

方一

适应证：病后体弱、头晕心悸、疲乏无力等。

妙方：葡萄干 30 克。

服用：每日 1 剂，分早、晚 2 次嚼食，连服有效。

功效：养血益气、滋补肝胃。

方二

适应证：久咳不止。

妙方：鲜葡萄、冰糖各 500 克，优质白酒（必须是粮食酒）500 毫升。

用法：将葡萄洗净，剪下葡萄粒（不去皮）和冰糖（研成碎末）一起放入大口瓶内，倒入白酒，盖上盖密封。浸泡 30～50 天后取出，将葡萄粒挤榨成汁，去除葡萄皮和核，搅拌均匀，再倒入瓶内，即可饮用。

服用：每日 1 次睡前服用，每次 20～25 毫升。注意服后不能再吃其他食物。

功效：养血益气、润肺止咳。一般连服 1 剂后即有效，坚持服 3～5 剂后，咳嗽症状基本消失。

典型病例

李某某，每年冬天都咳嗽，但不喘，长年吃药都不好。服用本方 1 剂后，夜间咳嗽竟好些了，痰也少了。再单食葡萄，每天吃 500 克，连食 7 天。起初几天还有几声咳嗽，后来竟不咳了，夜间睡觉也安稳多了。真是治疗肺虚久咳不止的灵丹妙方。

方三

适应证：哮喘。

妙方：鲜葡萄 1 500 克，蜂蜜 1 500 克。

用法：将葡萄洗净，剪下葡萄粒（不去皮），沥干水分，与蜂蜜一起放入瓷罐内（不宜使用铁或铝制的器皿），加盖密封浸泡 7 天，即可服用。

服用：每日 3 次，每次 3～5 小匙，空腹服用。

功效：益气润肺、养血止喘。常服本方对治肺虚型哮喘有良效。

方四

适应证：贫血。

妙方：新鲜葡萄 200 克，蜂蜜适量。

用法：将葡萄剪梗、取粒，洗净，用榨汁机榨取原汁，加入蜂蜜调好口味，即可服用，1 次饮完。

服用：每日 2 次，现做现饮，连饮 3～5 日。

功效：养血、补虚、壮骨。

方五

适应证：慢性肾炎初期。

妙方：葡萄干、桑葚、薏米各 25 克，大米 100 克。

用法：将葡萄干、桑葚、薏米、大米洗净，放入锅内，倒入适量清水，用文火煮至成稀粥，即可服用。

服用：每日 1 剂，分早、晚 2 次温服。

功效：清湿热、利小便、消炎症。

方六

适应证：肺癌。

妙方：干野葡萄根 60 克，干无花果 50 克。

用法：将上物放入锅内，倒入 2 碗清水，用文火煎至 1 碗，即可服用。

服用：每日 1 剂，2 次水煎服。

功效：清热解毒、化结抗癌。

香蕉——清热润肺、滋阴降压

话说香蕉

香蕉又称甘蕉、香牙蕉，为芭蕉科植物甘蕉的果实。原产亚洲热带地区，我国是世界上栽培香蕉的古老国家之一，我国台湾、海南、广东、广西、福建、四川、云南、贵州等均有栽培，其中以台湾、海南、广东产量最多。香蕉为多年生宿根大型草本植物，一年四季都能开花结果，果实成熟时采收供应市场。香蕉主要有香蕉、芭蕉和粉蕉三个品种。

【历史概述】

香蕉是世界上最古老的栽培水果之一，我国栽培香蕉的历史悠久，至少也有2 000年以上。我国广东、台湾等地盛产的香蕉是从印度、马来西亚传入的。

相传公元3世纪时，亚历山大皇帝远征印度时发现香蕉，后才逐步传播开来。

美洲大陆直到16世纪才开始栽培，然而却一跃成为后起之秀，例如洪都拉斯和哥斯达黎加，已获得“香蕉之国”的美称。大洋洲的澳大利亚昆士兰州，也被称为“香蕉之州”。

香蕉是一种世界性水果，深得各国人民喜爱。在“千丘之国”卢旺达的千山万岭上，最引人注目的就是那丛丛簇簇的香蕉林。这里，人们种植香蕉的主要目的是为了酿造香蕉啤酒。每年，全国90%的香蕉用来酿制各种啤酒，卢旺达人对香蕉啤酒有深厚的感情，无论婚丧礼仪、宗教祭典还是亲朋临门、喜庆佳节，香蕉啤酒总是席上的佳饮和馈赠的礼品。作为卢旺达的一个农民，若是没有香蕉，就会面临失去朋友、受到歧视和处于窘境的可能。可见香蕉还关系到人们的社会地位呢！

香蕉是一种在世界各地都受欢迎的水果，在国外一直享有“智慧之果”和“绿色象牙”的美誉。香蕉之所以成为世界性种植的果品，主要原因在于它具有速生、丰产、果质优良、营养丰富等优点。

【烹饪简介】

香蕉肉质软滑、香甜可口，是深受世界各国人民欢迎的热带水果。它不仅可作为一种生食的水果，而且，在有些国家被作为粮食、蔬菜外，还被制作成点心、饮品、果酱、果泥，当做主食、菜肴。例如，菲律宾、泰国、马来西亚、印度尼西亚以及美洲、非洲一些国家，以香蕉为主料烹饪菜肴十分普遍，其中最为代表性的要数非洲的乌干达了。

乌干达几乎有三分之一的人把香蕉当做主食，在他们的心目中，香蕉是最好的食品。如果你到那里做客，你会发现他们的家庭简直就是香蕉的王国：主人首先郑重其事地把你请到用香蕉叶编成的"蕉席"前，叫你脱去鞋子，坐到用蕉叶做的坐垫上，然后，女主人端来由香蕉制成的各种食品。好客的主人用一条对折的蕉叶作为餐刀，把香蕉糕类的食品切成许多份让你吃，如果有汤，人们也是用蕉叶做的汤匙来喝汤。乌干达人相信，吃香蕉可以使皮肤柔嫩光滑，眼睛乌黑明亮，心情愉快，百病不生。

我国南方产蕉区，也有用香蕉做成糕饼吃的。其做法十分简单：把香蕉切成薄片，蘸上面粉和发酵粉拌成的薄糊，放入油锅内一炸，即酥脆且甜又香，成为一种风味小吃。

由于香蕉柔软滑糯，用其榨汁做饮品比较困难，所以常常借助于搅拌机，把其他果汁与香蕉掺合在一起，搅拌成风味独特的浓饮品，通常是在香蕉中加一些草莓汁、橙汁或菠萝汁，味道十分香浓甜美。

香蕉在保存过程中最容易被氧化而使果皮变黑，这也是香蕉成熟的一个过程，且使果肉甜度变高，肉质软滑，口感更好，也不影响其营养。所以不要视香蕉果皮变黑而丢弃。

选购、保存小窍门

选购香蕉，要以果实肥壮，蕉体略弯，果柄完整，果面光滑，色泽鲜黄，肉糯滑香，无脱落、无黑斑、无虫疤、无创伤者为佳品。

香蕉属于热带水果，最适宜保存的温度为11～18℃。如把完好的香蕉放入塑料食品袋内，再放一个苹果，排除袋内的空气，密封袋口，约可保鲜1周左右。

香蕉不宜放入冰箱里保存，因为容易使皮色变黑，影响外观。

【营养价值】

香蕉营养价值较高，据测定，每 100 克果肉中含有蛋白质 1.2 克、脂肪 0.6 克、碳水化合物 19.5 克、胡萝卜素 0.25 毫克、硫胺素 0.02 毫克、核黄素 0.05 毫克、烟酸 0.7 毫克、抗坏血酸 6 毫克、钾 422 毫克、钙 9 毫克、磷 31 毫克、镁 32 毫克、铁 0.6 毫克，还含有果胶、5-羟色胺、去甲肾上腺素等成分。

香蕉营养丰富，含有丰富的碳水化合物，其果糖与葡萄糖之比约为 1∶1，很容易被人体消化吸收，能为人体及时补充优质糖原，对维持人体正常的生理机能有良好的作用，最适宜断奶期中婴儿、牙齿残缺的老年人食用。

香蕉钾、镁含量高，钠含量却很低，含钾量为各类水果之首。钾是人体中一种重要元素，能降低机体对钠盐的吸收，还有增强心肌收缩力的作用，故有降低血压的作用。这对预防高血压是有好处的。香蕉脂肪含量极低，也不含钠，适宜那些忌钠盐的水肿、心脏病、肾脏病、肝硬化等患者食用。

据临床验证，香蕉还有明显预防脑卒中的作用。这与香蕉富含纤维素有关，常吃香蕉可使大便软滑松软，易于排出，可治疗中、老年人习惯性便秘，由于便秘，在解大便时用力憋气是导致脑卒中发生的一个重要诱因。因而，常吃香蕉对便秘、痔疮患者大有益处，也对预防脑中风有着积极的意义。

【文献记载】

我国历代医学家把香蕉视为治病的良药，并根据临床实践对其药用价值进行了研究与论述，现选录如下。

明代著名药物学家李时珍在其所撰的《本草纲目》中言，香蕉“除小儿客热”。

清代医学家赵其光在其编撰的《本草求原》中曰，香蕉“止渴，润肺解酒，清脾滑肠；脾火盛者食之，反能止泻止痢”。

古代的药物学专著《日用本草》载，香蕉“生食破血，合金疮，解酒毒；干者解肌热烦渴”。

【适宜应用】

中医学认为，香蕉性寒，味甘，入肺、大肠经，具有清热解毒、滋阴润肺、生津止渴、降压、润肠、止泻之功效，主治肺燥咳嗽、热病烦渴、口干烦躁、咽干喉痛、饮酒过量、宿醉未解、大便秘结、大便带血、痔疮等症。

现代医学研究发现，香蕉可防治胃溃疡、高血压、冠心病、动脉硬化、便秘、痔疮出血等病症。

温馨提醒

香蕉因性寒，又含51-羟色胺的物质，食用过多会影响胃肠功能，因而脾胃虚寒、胃疼腹泻、肠胃不好者不宜多食。

香蕉不能空腹食用，尤其司机更不能空腹吃香蕉。因为香蕉含有一种镁元素，空腹食用会造成人体血液中钙的比例失调，对心血管疾病及心脏病患者造成病情恶化的可能；也可引起明显的感觉麻木、肌肉麻痹，出现嗜睡乏力的症状，这时开车就容易发生交通事故。

还有气喘病患者、支气管炎患者也不能多食香蕉，因为多食香蕉，香蕉中的糖分会在胃腹部发酵气胀，对慢性气喘、支气管炎等病情有一定的影响。

香蕉不宜和甘薯同食；未熟透的香蕉不可食，容易引起便秘；急慢性肾炎及肾功能不全者忌食；老人吃香蕉时，要细嚼慢咽，不可狼吞虎咽，以免食管、气管被果肉噎着，引起生命危险。

香蕉的食疗功效

近几十年来，国内外有关专家运用现代科学技术对香蕉进行了各方面的研究，对其的药理研究结果概述如下。

香蕉有镇静安眠、治疗忧郁症的作用

据现代药理学研究发现，香蕉含有的氨基酸，具有镇静、宁心、安眠的作用，对失眠或情绪紧张者有一定的疗效，尤其失眠者睡前吃点香蕉，可起到安抚神经、镇静安眠的效果。

最近，德国有关专家研究发现，香蕉中富含的5-羟色胺一种物质，能促进大脑分泌内啡化学物质，这种脑内啡被人称为“快乐吗啡”，让人产生幸福及愉悦感，使人心情变得愉快舒畅、活泼开朗。

因而，人们在情绪低落时应适量多吃香蕉，使悲观失望情绪得以缓解，保

持愉快的心情;忧郁症患者平时常吃香蕉可增加血清素中“快乐吗啡”的含量,减少引起情绪低落的激素,使悲观失望、厌世烦躁的情绪逐渐消散,帮助忧郁症提升快乐感,对疾病康复大有益处。

香蕉具有防治胃溃疡的功用

据英国科学家研究发现,未熟的青绿色香蕉能含有一种能防治胃溃疡的活性物质,它能刺激胃黏膜细胞的繁殖生长,产生更多的黏膜来保护胃,能增强胃壁的抗酸能力而使其不受胃酸的侵蚀。有关动物实验也证明,香蕉能缓和胃酸对胃黏膜的刺激,所含的5-羟色胺还能降低胃酸,对胃黏膜有良好的保护作用。

因而,胃溃疡患者常吃青绿的香蕉,可促进胃壁的修复能力,降低胃酸分泌,保护胃黏膜,对胃溃疡有良好的治疗作用。

香蕉有降血压、防治心血管疾病的功效

香蕉是高钾低钠的水果,钾元素能保持人体电解质平衡及酸碱代谢平衡,使神经肌肉兴奋性维持常态,协调心肌收缩与舒张功能,降低机体对钠盐的吸收,抑制钠离子收缩血管和损坏心血管,降低血压、保护心血管。因而,香蕉有降血压、防治心血管疾的功效。

据有关研究发现,一个人每天吃两根香蕉,能有效地降低10%血压。这是因为香蕉中还含有血管紧张素转化酶的抑制物质,可抑制血压升高,对降低血压有一定辅助治疗的作用。因此,高血压及心血管病患者每日食香蕉2～3根,对疾病康复大有裨益。

香蕉是治疗皮肤瘙痒症的“妙药”

据现代药理研究证明,香蕉果肉甲醇提取物的水溶性部分,对细菌、真菌有良好的抑制作用,对人体皮肤具有解毒、消炎、止痒的功效。

另据现代药理研究发现,香蕉皮中含有蕉皮素,具有明显的抑制细菌、真菌作用。临床上曾用香蕉皮治疗由真菌或细菌所引起的皮肤瘙痒及脚气病,均获得良好的效果。

治疗方法:患者可精选新鲜的香蕉皮煎水洗浸,或用香蕉皮捣烂如泥,敷于患处,最简易的方法就用香蕉皮在皮肤瘙痒处反复摩擦,每日数次,连用3～

5日，即有良效。

香蕉是清肠通便，预防消化道肿瘤的佳果

据现代药理研究证明，香蕉果肉富含膳食纤维，能润滑肠道，促使胃肠蠕动，使大便软滑松软，引起排便，易于排出，可有效地减少小肠对各种物质的吸收，及时排泄有毒物质在小肠内的停留时间，减少了粪便中促癌致癌物质与肠黏膜接触的时间，起到清肠通便，预防消化道肿瘤的功用。

因而，年老便秘患者和中老年人经常食用香蕉即可清肠通便，又可预防肠道肿瘤。

香蕉营养保健养生美食

炸烤香蕉

原料：香蕉6～8个，鸡蛋2个，椰肉30克，核桃仁30克，奶油50克。

调料：精制油350克(实耗约50克)，食糖25克，面粉50克。

制法：(1) 将香蕉去皮，用刀面压成扁长条，不可压碎；椰肉、核桃仁焙干，研为粗末拌匀；把鸡蛋打散，加入食糖、奶油调匀，再撒入面粉拌成面糊；备用。

(2) 将碎核桃仁、椰肉撒在香蕉上轻轻压一下，蘸上面糊，备用。

(3) 把锅烧热后，倒入豆油，待油温七成热时，放入香蕉炸至两面上色，码入烤盘内(烤盘须先抹上一层油)，放进烤箱180℃烤至香蕉黄色香脆，即可食用。

特点：香脆可口，异国风味。

功效：清热解毒、滋阴降压。

适应证：肺燥咳嗽、热病烦渴、胃溃疡、大便秘结、大便带血、痔疮等。

备注：糖尿病、高脂血症、肥胖症等患者不宜食用。

香蕉酿番茄

原料：香蕉2个，熟红大番茄3个，鲜芹菜叶30克，洋葱50克。

调料：蜂蜜30克，香醋5克，甜辣酱1～2匙。

制法：(1) 将香蕉去皮，切成小丁；番茄用凉开水洗净，挖出番茄肉，切成小丁；芹菜叶用凉开水洗净，切成细末；洋葱去老皮、洗净，切成细末；备用。

(2) 将香蕉丁、番茄丁、芹菜末、洋葱末、蜂蜜、香醋、甜辣酱、精盐、味精、胡椒粉放入碗内拌匀调好口味成馅，备用。

(3) 将馅放入番茄盅内，码入盆上，浇上调味汁，即可食用。

特点：酸甜辣美，别具风味。

功效：清热降脂、减肥瘦身。

适应证：肥胖症、高脂血症等。

拔丝鲜奶香蕉

原料：香蕉 6～8 个，鲜奶 200 克。

调料：白糖 100 克，精盐、香油各少许。

制法：(1) 将香蕉剥皮，切成小段；精盐、鲜奶放在一起调匀；备用。

(2) 把锅烧热后，倒入少许清水，加入白糖用文火熬成糖浆，放入香蕉段翻炒至糖浆拔丝即可，盛入抹过香油的盆内。食用时，蘸上鲜奶趁热吃。

特点：奶香脆美，别有风味。

功效：滋阴润肺，通便排毒。

适应证：大便秘结、大便带血、痔疮等。

备注：糖尿病、高脂血症、肥胖症等患者不宜食用。

香蕉番茄色拉

原料：香蕉 6 个，番茄 3 只。

调料：色拉酱 30 克，醋精 5 克，白糖适量。

制法：(1) 将香蕉去皮，切成小块；番茄洗净，用开水烫一下，剥去外皮，切成小块；备用。

(2) 把香蕉块、番茄块放入盆内，加入色拉酱、醋精、白糖拌匀，即可食用。

特点：酸甜爽口。

功效：清热解毒、滋阴降压、润肠通便。

适应证：肺燥咳嗽、热病烦渴、咽干喉痛、高血压、冠心病、动脉硬化、便秘、痔疮等。

香蕉菠萝可可色拉

原料：香蕉6个，菠萝1只。

调料：可可粉60克，绵白糖75克。

制法：(1) 将香蕉去皮，切成小块；菠萝去皮，用凉开水洗净，切成小块；把可可粉、绵白糖放在一起拌匀；备用。

(2) 把香蕉块、菠萝块放入盆内，撒入可可糖粉拌匀，加盖放入冰箱冷藏约2小时，即可食用。

特点：清香甜美，东南亚风味。

功效：消暑清热、滋阴生津、润肠降压。

适应证：肺燥咳嗽、热病烦渴、口干烦躁、饮酒过量、便秘、痔疮等。

备注：糖尿病、高脂血症、肥胖症等患者不宜食用。

香蕉水果色拉

原料：香蕉5只，草莓150克，紫葡萄100克，苹果1只，生梨1只，鲜奶油150克。

调料：绵白糖100克，樱桃酒30毫升，柠檬汁25毫升。

制法：(1) 将香蕉剥皮，切成小块；草莓、紫葡萄洗净，用开水烫一下；苹果、生梨洗净，去皮、核，切成小块；备用。

(2) 把鲜奶油、绵白糖、樱桃酒、柠檬汁放入碗内拌匀成调味汁，备用。

(3) 把香蕉块、草莓、紫葡萄、苹果块、生梨块放入盆内，倒入调味汁拌匀，加盖放入冰箱冷藏30分钟，即可食用。

特点：酒香甜酸，别具风味。

功效：清热消暑、营养丰富、防病抗衰。

适应证：热病喉痛、面部色斑、冠心病、动脉硬化、便秘、痔疮、消化系肿瘤等。

备注：糖尿病、高脂血症、肥胖症等患者不宜食用。

香蕉康复食疗妙方

方一

适应证：风火牙痛。

妙药：香蕉皮1个，冰糖适量。

用法：将香蕉皮洗净，与冰糖一起放入碗内，隔水蒸至熟软，即可。

服用：每日1剂，服用汁液。

功效：清热降火、消炎止痛。

备注：糖尿病患者不宜食用。

方二

适应证：慢性咽喉炎经常复发，咽喉干痒，虚火内热等。

妙药：香蕉2个，胖大海2个，冰糖适量。

用法：将香蕉(去皮)、胖大海(用开水泡软)冰糖放入碗内，用大火隔水炖45分钟，即可。

服用：每日1剂，分2次服用。

功效：清虚热、消炎症、利咽喉。

备注：糖尿病患者不宜食用。

方三

适应证：大便干结。

妙药：香蕉2个。

服用：每日1剂，早晨空腹食之。

功效：清热、润肠、通便。

方四

适应证：大病之后体弱的便秘。

妙药：香蕉1～2只，蜂蜜适量。

用法：将香蕉去皮，切成小段，放入碗内，加入蜂蜜，放入锅内，隔水蒸至熟软，即可服用。

服用：每日1～2剂，每剂1次服完。

功效：清热解毒、润肠通便。

备注：糖尿病患者不宜食用。

方五

适应证：冠心病、高血压、动脉硬化、肥胖症等。

妙药：香蕉2根，茶叶5克。

用法：将香蕉去皮捣烂，与茶叶一起放入保温杯内，倒入沸水冲泡，加盖浸泡半小时，即可。

服用：每日 1 剂，数次冲泡，当茶饮用。

功效：减肥降压、润燥降脂。常服对治疗冠心病及动脉硬化有效。

方六

适应证：痔疮。

妙药：香蕉 2 个，绿豆 50 克。

用法：先将绿豆水煮至熟酥，即可服用。

服用：每日 1 剂，分 2 次与香蕉一起服食。

功效：清热利湿、润肠消痔。

柑橘 ——润肺止咳、健脾开胃

话说柑橘

柑橘是自古以来的并称，它们是水果中的一个大家庭，比其他水果包括的范围广泛，橘子、橙子、柚子、柑子、柠檬等都是这个家庭的成员，为芸香科植物柑和橘的果实。我国是柑橘的重要原产地之一，主要产区有广东、广西、福建、四川、云南、贵州、湖南、浙江、湖北等地。

柑橘为常绿小乔木或灌木植物，一般春季开白色或黄色花朵，花有单花和花序两种，红橘、温州蜜柑等为单花，柠檬、甜橙、柚子等除单花外还有花序，柚子以花序为主，果实球形、扁球形，橙黄色或橙红色，果期 9～12 月，果实成熟后采收供应市场。

柑与橘相类似而有别，李时珍论柑、橘之别时云："柑大于橘，其瓣味甘，其皮稍厚而黄，味辛而甘。"柑与橘如孪生姐妹，千百年来携手发展，在历代人民的精心培植下，孕化出众多的好品种。著名的品种主要有：蕉柑、四川蜜柑、黄岩蜜橘、南丰蜜橘、新会橙子、福建沙田柚子、四川柠檬等。

【历史概述】

柑橘是我国的原生植物，其历史可以上溯到 4 000～5 000 年前的新石器时期。在长沙马王堆古汉墓中发现有柑橘的种子，以及竹筒上有"＊"字的字体。据考古学家说，古时"＊"就是"橘"字。这都说明柑橘是很古老的水果。

柑橘在果树中泛指芸香科柑橘属一类植物，在我国栽培历史悠久，至今已有 3 000～4 000 年的栽培历史。从古代文献中记载来看，先秦以前的品种不多，仅有柑橘、柚和枳的记载，汉代以后品种增多。

据考证，我国柑橘的外传，始于纪元初的汉代。最初将瓯柑、甜橙传到印度和东南亚地区，到了唐代，又传入日本和朝鲜。据说当时是日本和尚来中国进香时，从黄岩带回去一个优良品种，称为“温州蜜柑”。传入英国和美国的时间较晚，是在19世纪初，美国人称我国柑子为“曼达宁”，意为“中国珍贵的柑”。

现在，我国的柑橘已遍布世界各国，年产量已均居百果之首，巴西年产量位居世界第一位，美国位居第二，我国位居第三。

在我国，橘子含有“吉祥”和“团聚”之意，许多地方结婚、闹新房还有吃橘子的习俗，其涵义为“早生贵子”。

【烹饪简介】

柑橘类水果，是人们喜食的第一大果品，世界上大多将柑橘加工成为果汁，柑橘汁约占果汁的四分之三，营养丰富，颜色鲜艳，酸甜可口，广受消费者的青睐。

橘子皮是一种很好的调料。用橘子皮熬粥，芳香清口，健脾开胃，也是咳嗽痰多、胸腹胀满等患者的康复食疗粥。烧牛肉或熬排骨汤时，放入几块橘子皮，不仅有一股淡淡的橘香味，而且还可使汤鲜味美，消食解腻。

橙子多用于榨汁喝，如加入少许精盐饮用，其解渴提神、补充体力的效果更为明显。最好榨好汁后立即饮用，以免空气中的氧会使果汁中的维生素C含量迅速降低。如冬天把橙子放在暖气片上烤至温热，就比较容易剥皮了。

柚子与蜂蜜制作的柚子茶，是韩国的一种特产。据说，用当地新鲜的黄金柚子为原料，加入蜂蜜，经过恒温窖藏发酵工艺而制成。可用冷、热水直接冲饮，简单方便，清香好喝。

柠檬也是烹饪中解膻腥味的调料，将柠檬汁或柠檬片在菜肴起锅前放入锅内略煮沸一下，就有很好的解膻腥味的作用。

用糖渍柠檬冲泡红茶喝，一股淡淡的幽香，沁人心脾，酸甜爽口，令人心神清爽。

现在有些家庭主妇喜欢自己做糖渍柠檬，但是容易发霉变质。预防糖渍柠檬发霉变质的关键在于，一定要注意不能让生水进入瓷罐内，柠檬也要洗净消毒好，要按500克柠檬片1千克砂糖的比例腌制，一层白糖一层柠檬放入瓷罐内，做好后要加盖密封；做好后一定要马上放入冰箱冷藏；这样就可以防止发霉变质。如用蜂蜜渍柠檬，简单方便，味道好，也不容易霉变。

选购小窍门

辨果皮：柑橘类水果橙色愈深说明越成熟，表示甜度愈高；橘子果实底部有明显的圆圈纹路，说明肉质较厚实且汁多；选择橙子果脐小且不凸起的脐橙，果脐越小口感越好。

摸软硬：一般柑橘类水果细洁的皮薄，粗糙的皮厚。果皮薄厚适中，有点硬度的柑橘，味甜汁多，口感较好。表皮太硬、粗糙的，多为皮厚或未熟的，味酸汁少，不好吃。表皮太软的可能存放时间较长，不新鲜容易坏。

掂重量：通常单个柑橘沉甸甸的，水分多好吃，轻的水分少不好吃。也不能选择太大的柑橘，个越大靠近果蒂处越容易失水，吃起来干巴巴的。

【营养价值】

柑橘类水果营养丰富，含有葡萄糖、果糖、蔗糖，橘皮苷、多种有机酸、多种矿物质和维生素，尤以维生素C、烟酸、胡萝卜素含量丰富。

据测定，每100克橘汁中含维生素C 23.9毫克。尤其是金橘皮，每100克橘皮含维生素C 200毫克，是果肉含量的5倍，可连皮一起食用。柑橘的胡萝卜素含量仅次于杏，比其他水果都高，胡萝卜素能在体内转化为维生素A，是构成视觉细胞内的感光物质，可防止组织角化和夜盲症，能维持皮肤黏膜层的完整性，防止皮肤干燥、粗糙，具有美容的作用。

柑橘营养价值高，所含的多种有机酸、橘皮苷等成分，对调节人体新陈代谢、消除疲劳、毛细血管的韧性、防止血管破裂、降低血压、扩张心脏的冠状动脉均大有裨益。

柑橘浑身都是宝。柑橘络富含多种维生素，能促进微血管循环，防治高血压。柑橘皮含有挥发油，能刺激消化道，促进胃液分泌，促进肠胃运动，故有健胃消食的作用，它还能促进呼吸道黏膜分泌，有利痰液的排出。

柑橘中富含的果胶，可降低胆固醇，促进大便通畅；鲜柑橘汁所含的“诺米灵”是一种抗癌活性很强的物质，能提高人体内清除有毒酶的活性，保护基因的正常生理功能，抑制和阻断癌细胞的生长，具有预防癌症的功效。

【文献记载】

我国历代医学家把柑橘视为治病的良药，并根据临床实践对其药用价值进行了研究与论述，现选录如下。

唐代医学家陈士良在其编撰的《食性本草》中曰，橙子“行风气，疗瘿气，发瘰疬，杀鱼蟹毒。”

宋代医学家刘翰、马志等在其编撰的《开宝本草》中云，橙子“瓤，去恶心，洗去酸汁，细切和盐蜜煎成，食之，去胃中浮风。”

清代医学家黄元御在其编撰的《玉楸药解》中言，橙子“宽胸利气，解酒。”

清代医学家赵学敏撰在其编撰的《本草纲目拾遗》中称，橙子“消顽痰，降气，和中，开胃；宽膈，健脾，解鱼、蟹毒，醒酒。”柠檬“腌食，下气和胃。”

《粤语》说，柠檬“以盐腌，岁久色黑，可治伤寒痰火。”

《食物考》载，柠檬“浆饮渴瘳，能避暑。孕妇宜食，能安胎。”

【适宜应用】

中医学认为，橘子性温，味甘酸，入心、肺、脾、肝、胃经，具有润肺理气、祛痰止咳、开胃醒酒之功效，适应肺热咳嗽、呕逆少食、口中干渴、胃阴不足、胸膈结气、胸胁胀痛、乳胀、乳房结块、疝气、饮酒过度等症；其果核叫“橘核”，有散结、止痛的功用，可治睾丸肿痛、乳腺炎性肿痛等症；橘络（橘瓤上的网状经络），有通络化痰、顺气活血的作用，可治痰滞咳嗽等症。

中医学认为，橙子性微寒，味甘酸，入肺、肝、胃经，具有开胃下气、生津止渴、通便利尿、醒酒、解鱼蟹毒之功效，适应恶心呕吐、食欲不振、胸闷腹胀、醉酒、腹泻、便秘、小便不畅、痔疮出血等症。

中医学认为，柚子果肉性寒，味甘酸，具有健脾益胃、消食、止咳、解酒之功效，适应咳喘、气郁胸闷、腹冷痛、食滞、疝气等病症；柚皮有化痰，止咳，理气，止痛的作用，可咳嗽气喘、消化不良、冻疮等症。

中医学认为，柑子性寒凉、味甘酸，具有清热泄火、利水消肿、生津止渴、解酒毒等功效，适应咽喉肿痛、中耳炎、腰痛、水肿、小便不利、酒精中毒等症。

意大利教授迪斯波托认为，柑子是医治由于“紧张”、食用过多脂肪类食品、喝酒吸烟过度而引起的人体机能紊乱的灵丹妙方。

中医学认为，柠檬性平、味酸甘，入肺、肝、胃经，具有健脾和胃、化痰止咳、生津止渴、安胎等功效，适应咳嗽、支气管炎、百日咳、嗳气、食欲不振、胃热伤津、脘腹痞胀、中暑烦渴、妊娠呕吐等症。

现代医学研究发现，柑橘类水果可防治夜盲症、支气管炎、消化不良、坏血病、肥胖症、高脂血症、糖尿病等症。

温馨提醒

橘子含糖量较多，少食清火，多食上火，诱发口腔炎、牙周炎等症；尤其是儿童阴常不足，阳常有余，吃多了会助阳生热，不利于健康。

柑橘类水果所含的有机酸较多，饭前或空腹时也不宜食用，否则所含的有机酸会刺激胃黏膜，引起胃部不适；吃柑橘类水果前后 1 小时内最好不要喝牛奶，因为牛奶中的蛋白质遇到果酸会凝固，影响消化吸收；吃完要及时漱口刷牙，以免腐蚀牙齿。

有人喜欢用柑橘类水果皮泡茶喝，但是，现在果园为了防治害虫，大都使用农药。水果在喷洒农药后，残留物大部分积存在果皮里。因此，用柑橘类水果皮泡茶喝之前，一定要清除上的农药，以免引起农药中毒。但是，橙子皮上一般都会涂有一层保鲜剂，很难用清水洗净干净，所以直接不要用橙子皮泡茶喝。

柑橘类水果忌与萝卜同食。因为萝卜等十字花科蔬菜被摄食后，可迅速产生一种叫硫氰酸盐的物质，并很快代谢产生另一种抗甲状腺的物质——硫氰酸。人体若同时摄入含有大量植物色素的水果（如柑橘类），因这些水果中的类黄酮物质在肠道被细菌分解，即可转化为羟苯酸及阿魏酸，它们可以加强硫氰酸抑制甲状腺的作用，从而诱发或导致甲状腺肿大。

适量食用富含胡萝卜素的柑橘类水果对养生美容有良好的作用。但是不宜过多食用，如数周内大量食用富含胡萝卜素的柑橘类水果，可引起手掌、足跟及面部的皮肤呈橘黄色（但巩膜不黄染，可与黄疸症区别），对身体健康不利。只要暂时停止食用，此种症状即可自然消退。所以，要注意饮食的平衡，不要过多食用富含胡萝卜素的柑橘类水果。

柑橘的食疗功效

近几十年来，国内外有关专家运用现代科学技术对柑橘进行了各方面的研究，对其的药理研究结果概述如下。

柑橘是润肤除斑、减肥健美的佳果

柑橘类水果中富含的胡萝卜素、维生素 C 等营养物质，具有润泽肌肤、延缓皮肤老化、保持皮肤弹性、预防皮肤皱纹、洁白皮肤、细腻肌肤、防止和消除皮肤色素沉着的美容作用。

日本专家通过实验证明，柑橘类水果中富含的橘皮苷、纤维庚炔、多种有机酸、生物类黄酮等营养物质，能增强胃肠道和肝脏中某些酶的活力，帮助将脂溶性物质转化为水溶性的，能抑制淀粉酶形成中性脂肪，从而可防止体内脂肪的堆积，具有减肥健美作用。

因此，橘子、橙子、柠檬、葡萄柚等柑橘类水果是润肤除斑、减肥健美的佳果。

柑橘是治疗支气管炎的"灵丹"

据现代药理学研究表明，柑橘中的陈皮所含的柠檬烯、蒎烯等挥发油，能刺激呼吸道气管，对支气管有较好的扩张，促进其痰液容易咳出，有祛痰平喘的作用。另外，用柑橘皮制成的陈皮还有免疫调节、抗菌消炎等作用。甜橙果实中所含的那可丁，具有与可待因相似的镇咳作用。

我国历代医学家把柑橘中的陈皮视为治疗支气管炎的良药，对治疗肺热咳嗽、痰滞咳嗽、咳嗽气喘等，均可获得良好疗效。

临床上曾用 1～2 只鲜橘皮用开水冲泡，当茶饮服，每日 1 剂，治疗慢性支气管炎 20 例，单用鲜橘皮 12 例，配合抗生素 8 例，1 周后痊愈 8 例，好转 9 例，总有效率为 85％。如有发热、咳吐脓痰者，可配合应用抗生素。

柑橘能有效地预防心血管疾病

据世界卫生组织在《膳食、营养与慢性疾病的预防》这一份报告中指出，柑橘类水果能有效地预防心血管疾病的发生，也可降低脑卒中的发病率。

据现代药理学研究表明，柑橘中含有的维生素 C、胡萝卜素和黄酮类化合物，有抗脂质氧化的作用，可阻止动脉粥样硬化的发生；所富含的叶酸、橘皮苷、钾元素，有助于调节血压，维持正常心律，加强毛细血管的韧性，扩张心脏的冠状动脉，能有效地预防心血管疾病的发生，也可降低脑卒中的发病率。

据美国专家研究证实，食用柑橘可以降低沉积在动脉血管中的胆固醇，有助于使动脉粥样硬化发生逆转。加拿大专家也研究表明，每天喝橘子汁 750 毫升，能有效地改善高胆固醇血症患者的血脂代谢，可清除动脉血管壁内胆固醇，防止动脉粥样硬化，有益于心血管健康。

澳大利亚专家对 48 项柑橘类水果与疾病的有关研究发现，每天吃一个水果(非柑橘类)可以使发生脑卒中的危险降低 4%，而每天吃一个柑橘类水果则可以使发生脑卒中的危险降低 19%。

日本专家研究发现，烧烤橘子是预防心血管疾病的良药。因为橘子皮中富含橘皮苷，有预防动脉硬化，降低血压、扩张心脏冠状动脉的作用。橘子在烧烤的过程中，橘皮中的橘皮苷等成分可以渗透到橘子里面去，经常适量食用对预防心血管疾病十分有益。

烧烤橘子方法

将橘子洗净后放入 40～50℃的开水中浸泡 1 分钟，然后用毛巾擦干放在铁丝网上，用中火烧烤至外皮微焦，冷却后将橘皮、果肉、橘络一起食用，每日 3 次，每次 1～2 只。

柑橘具健胃消食，通便排毒的功用

据现代药理学研究发现，柑橘中富含的橘皮苷、多种有机酸、果胶等物质，能促进消化液分泌，增加食欲，促进肠道蠕动，加速食物通过消化道，及时排泄有毒物质在小肠内的停留时间，减少了粪便中促癌致癌物质与肠黏膜接触的时间，防止胃肠充气胀满，提高消化功能，起到健胃消食，通便排毒的功用。

因而，中老年人经常适量食用柑橘即可健胃消食，又可通便排毒，预防肠道肿瘤。

橘子是糖尿病患者的康复果品

据现代药理研究证明，橘子肉中含一种类胰岛素的成分，能促进胰腺分泌，调节与控制血糖水平，具有保持机体血糖稳定的作用。糖尿病患者经常适量食用橘子对疾病康复大有裨益。

橘子具有防御电脑辐射的作用

有关专家研究认为，长期使用电脑的人不可避免地要受到电磁辐射，这辐射有可能妨碍人体中某种酶的合成，也许会影响脑细胞间传递信息媒介的物质，还有电脑荧光屏的频繁闪动对眼睛也有较强的刺激作用，经常会出现头晕目眩、眼睛干涩、视力减退等不适症状，长此以往会影响人的身体健康。

英国专家经研究发现，每天吃一个橘子，喝两杯绿茶，具有防御电脑辐射的作用。这是由于橘子，绿茶中含有胡萝卜素、维生素C和茶多酚等物质，可促进人体的新陈代谢，及时排除体内放射性元素，以免人体组织细胞受电脑辐射的损害，维护机体组织的正常生理功能。

因此，电脑族要经常适量食用橘子，喝绿茶，具有提高自身防御电脑辐射的作用。

柠檬是防治泌尿系结石的妙方

据现代药理研究证明，柠檬汁中含有丰富的柠檬酸盐，其中柠檬酸钾盐能够抑制钙盐的结晶，从而阻止泌尿系结石的形成，如肾结石、膀胱结石、尿道结石等，并能逐渐将泌尿系结石溶解、消退体内，并能将其排出体外。

因此，柠檬是防治泌尿系结石的妙方，尤其慢性泌尿系结石患者常饮柠檬汁对疾病的康复大有益处。

柑橘是预防肝癌、胰腺癌的“高手”

柑橘是世界卫生组织公认的防癌、抗癌的水果。据现代药理研究证明，鲜柑橘中含有一种抗癌活性很强的“诺米灵”物质，能提高人体内清除有毒酶的活性，保护基因的正常生理功能，抑制和阻断癌细胞的生长，具有预防癌症的功效。

最近日本有关专家研究发现，柑橘中含有大量β-玉米黄质，其抗癌效果比胡萝卜中含有的β-胡萝卜素还要强，此外，橘子、橙子、柚子等含有丰富的橘皮苷、黄烷素等多种天然抗癌物质，对预防肝癌、胰腺癌有非常好的效果。有关专家在研究中发现，慢性病毒性肝炎患者常喝橘子汁能明显减少转为肝癌的风险。

由此可见，柑橘是预防肝癌、胰腺癌的“高手”。

柑橘营养保健养生美食

鲜柑橘汁

原料：甜橙 2 个，橘子 2 个，柠檬 1/4 个。

调料：蜂蜜适量。

制法：(1) 将甜橙洗净，一切两半，用柑橘类榨汁机榨出原汁；橘子洗净，去皮剥瓣；柠檬洗净，连皮切成条块；备用。

(2) 把橘子瓣、柠檬块一起放入榨汁机内. 榨取原汁，加入甜橙汁、蜂蜜拌匀，即可饮用。

特点：色泽金黄，酸甜可口。

服用：每日 1 剂，当饮料 1 次饮完。现做现饮，以免变质。

功效：消食开胃、营养丰富、减肥降脂。

适应证：夜盲症、经常感冒、支气管炎、坏血病、消化不良、各种过敏性炎症、癌症等。

备注：糖尿病患者不宜食用。

橘子奶汁

原料：橘子(熟透)2 个，牛奶 100 毫升。

调料：蜂蜜适量。

制法：(1) 将橘子洗净，去皮剥瓣；牛奶煮沸，冷却；备用。

(2) 把橘子瓣放入榨汁机内，榨取原汁，加入牛奶、蜂蜜调好口味，即可饮用。

特点：奶香，酸甜，适口。

服用：每日 1 剂，当饮料 1 次饮完。现做现饮，以免变质。

功效：润肺祛痰、健脾益胃。

适应证：支气管炎、食欲不振、夜盲症、癌症等。

备注：糖尿病患者不宜食用。

甜橙果汁

原料：甜橙 1 个，生梨 1 个。

调料：蜂蜜适量。

制法：(1) 将甜橙洗净，一切两半，用柑橘榨汁机榨取原汁；生梨用凉开水洗净，去皮核，切成小块；备用。

(2) 把生梨块放入榨汁机内，榨取原汁，加入甜橙汁、蜂蜜拌匀，即可饮用。

特点：果香酸甜。

服用：每日 1 剂，当饮料 1 次饮完。现做现饮，以免变质。

功效：开胃下气、清热泄火。常饮一杯具有"悦人颜色，令人轻健"的作用。

适应证：食欲不振、胸闷腹胀、咽喉肿痛、支气管炎、便秘痔疮、癌症等。

备注：糖尿病患者不宜食用。

橘子莴笋鲜汁

原料：橘子 3 个，莴笋 1 根。

调料：蜂蜜适量。

制法：(1) 将莴笋去皮、洗净，切成小块；橘子去皮，切成小块；备用。

(2) 把莴笋块、橘子块分别放入榨汁机内，榨取原汁，即可饮用。

特点：汁酸味甜。

服用：每 2 天 1 剂，1 次饮完，现制现饮，以免变质。

功效：健脾消积、清热利尿、排毒通便。

适应证：口臭、食欲不振、食积停滞、脘腹痞胀、尿血、小便赤热短少、大便秘结等。

备注：糖尿病患者不宜食用。

纽约水果色拉

原料：橘子 1 个，草莓 100 克，樱桃 30 克，苹果 1 个，香蕉 1 个，生梨 1 个。

调料：食糖、可可粉各适量，白兰地酒 30 克。

制法：(1) 将橘子去皮，剥瓣；苹果、生梨去核皮，切成小片；樱桃洗净；草莓洗净，切片；香蕉去皮，切成小圆片；可可粉、食糖用少许沸水调匀成调味汁；备用。

(2) 将橘子瓣、苹果片、草莓片、生梨片、香蕉片装入盆内，加入白兰地酒及调味汁拌匀，用樱桃点缀，即可食用。

特点：酒香味美，异国风味。

功效：健脾消食、营养丰富、抗衰防癌。

适应证：支气管炎、消化不良、热病喉痛、面部色斑、消化系癌症等。

备注：糖尿病、高脂血症、肥胖症等患者不宜食用。

奶油橘子色拉

原料：橘子 750 克，奶油沙司 100 克，清水 250 毫升。

调料：白糖 125 克。

制法：(1) 将清水煮沸后，放入白糖煮至溶化，放置冷却；橘子去皮、络、核，切成小块；备用。

(2) 将橘子放入糖水里浸泡片刻，把橘子盛入盆内，上面挤入奶油沙司，即可食用。

特点：香甜可口，营养丰富。

功效：润肺理气、开胃醒酒。

适应证：面部色斑、肺热咳嗽、口中干渴、饮酒过度、癌症等。

备注：糖尿病、高脂血症、肥胖症等患者不宜食用。

柑橘康复食疗妙方

方一

适应证：扁桃体炎。

妙方：无核蜜橘 500 克。

制法：将橘子去皮、剥瓣，用榨汁机榨取原汁，用文火煮成浓汁，贮瓶备用。

用法：治疗时，取浓汁漱口，每日 6～10 次，连用 3～5 天。

功效：消炎、退肿、止痛。

方二

适应证：咳嗽痰多者。

妙方：陈皮 9 克，核桃 1 个，生姜 3 片。

用法：将上物放入锅内，倒入 2 碗清水，煎至 1 碗，即可服用。

服用：每日 1 剂，2 次水煎服。

功效：宣肺、化痰、止咳。

方三

适应证：脾胃虚弱消化不良、呕吐。

妙方：陈皮、香菜各 6 克，白术 9 克。

用法：将上物放入锅内，倒入 2 碗清水，煎至 1 碗，即可服用。

服用：每日 1 剂，2 次水煎服。

功效：健脾和胃、降逆止吐。

方四

适应证：单纯性肥胖症、高脂血症、高血压等症。

妙方：陈皮 15 克，荷叶 60 克，薏米、山楂各 12 克。

制法：每次将陈皮、荷叶、山楂各一半切碎，与 6 克薏米一起放入杯中，倒入沸水加盖切泡 10 分钟，即可服用。

服用：每日 1 剂，分 2 次冲泡，当茶饮用。

功效：祛脂减肥、健脾降压。

备注：本方须连续服用 100 天，并配合运动，即可见效。

方五

适应证：细菌性痢疾。

妙方：陈皮 10 克，茶叶 15 克。

用法：将上物放入锅内，倒入 2 碗清水，煎至 1 碗，即可服用。

服用：每日 1 剂，2 次水煎服。

功效：健脾解毒、涩肠止泻。

方六

适应证：气滞血瘀型前列腺增生。

妙方：陈皮 15 克，香附 18 克，赤茯苓 30 克。

用法：将上物焙干，研为细末，贮瓶备用。

服用：每日 2 次，每次 6 克，用温开水空腹送服。连服 8～12 日。

功效：活血化瘀、理气利水。

山楂 ——消食降脂、活血通脉

话说山楂

山楂又称红果、山里红，为蔷薇科植物山里红、山楂的成熟果实。原产于我国，至少有 2 000 年以上的栽培历史，主要分布在东北南部、华北以及江浙等地区，生于向阳的溪边、山谷、山地灌木丛中，是一种秋季水果。

山楂为落叶灌木植物，夏季 5～6 个月开白色花朵，果期 7～10 月，果实球形或梨形，熟后深红色，表面具淡色小斑点，果实成熟后采收供应市场。

山楂的品种有数十种，主要有：豫北红、大金星、歪把红、大绵球等。一般以山楂树大而健壮，果实深红色，结果较多，肉质细软，果味酸甜为优质品种。

【典故传说】

有关山楂，还有一段与宫廷贵妃医治疾病有关的传说。

相传，南宋绍熙年间，皇帝宋光宗最宠幸的黄贵妃，突然患上了一种怪病，不思饮食，面黄肌瘦，有气无力。数十天来，御医千方百计诊治开方熬药，用了许多贵重的中药，都不见疗效。皇帝眼见黄贵妃整天昏昏沉沉，弱不禁风，病情一天天加重起来，无可奈何之下，只好吩咐太监到城中张榜广招天下名医前来给黄贵妃医治怪病。第二天就有一位江湖郎中揭榜进宫，他为黄贵妃诊脉之后，开出“山楂、红糖”的简单方子，并说：“只要将山楂与红糖一起煎煮，每天饭前吃 8～10 枚，半月后此病准会好了。”黄贵妃按照此方天天服用，果然两周就如期治愈了此怪病。于是，皇帝龙颜大悦，重赏这位江湖郎中，并命太医如法炮制，就成为黄贵妃日常的点心小吃。

后来，这一段用“山楂红糖”的方子治愈黄贵妃怪病的传说在民间广为传播，聪明的商贩为了百姓方便食用，就把山楂与红糖熬煮后串起来卖，就成了现在人们喜欢食用的酸脆香甜的“冰糖葫芦”。

【烹饪简介】

山楂具有较高的营养和养生保健价值，被人们视为“长寿果品”，可以与蔬菜做成色拉当菜肴食用，开胃消食；也可以与苹果、生梨、甜橙、橘子、鲜枣等水果榨成鲜果汁，饮用时加入少许蜂蜜，味道酸甜可口。还可以通过加工制成山楂汁、山楂酱、山楂糕、山楂饼、山楂片、山楂茶、山楂条、山楂卷、山楂糖雪球、山楂糖葫芦等。

一般山楂最好煮熟后再吃，但加热后会变得更酸，可以适量加一点儿白糖、或蜂蜜来调味，既能减少一些酸味，还可使味道变得酸甜可口。山楂因其含有较多的鞣酸，故自己加工熬煮山楂时应忌用铁器，以免与铁引起不良反应。

选购小窍门

选购山楂，要以果实近球形，清香有光泽，鲜红色至紫红色，表面有白色小斑点，果肉肥厚，味酸微甜者为佳品。

购买山楂类食品时不要盲目追求外观，颜色太红或是口感太甜的都可能是不合格食品，有可能在食品中过量掺入着色剂或甜味素，经常食用会影响人体健康，长期大量摄入会致癌。因而不要购买太红太甜的山楂食品。

【营养价值】

山楂营养丰富，据测定，每百克中含有蛋白质 0.7 克、脂肪 0.2 克、胡萝卜素 85 毫克、维生素 C 89 毫克、钙 8.5 毫克、磷 25 毫克、铁 2.1 毫克，还含有槲皮苷、奎尼酸、三萜类、黄酮类、苹果酸、枸橼酸等营养成分。

山楂的维生素 C 含量仅次于猕猴桃及红枣，在果品中占第三位，维生素 C 参与糖代谢和生物氧化还原过程，还参与体内胶原蛋白的合成，具有良好的生理作用。

山楂中含有的槲皮苷，具有扩张支气管，促进支气管纤毛运动，排痰平喘的效果，可用于治疗支气管炎；山楂中所含的奎尼酸能直接进入肝脏，然后转变为另一种物质，能帮助人体排泄掉在消化及排泄过程中产生的代谢废物及毒素，如尿酸、尿嘌呤等，因而它对男性前列腺病变以及女性常见的尿路感染，都有显著疗效。

现代科学研究证明，山楂所含有的三萜类和黄酮类成分，具有调节心肌，增大心室心房运动振幅，扩张冠状动脉，可以增加冠状动脉血流量和心搏的能力，并有降低血压、降低血脂和转氨酶，及调节心律等作用，对于防治冠心病、动脉粥样硬化有显著疗效。其中所含的黄酮类成分中，有一种具有抗癌作用的化合物，所以常食山楂，对防治癌症具有一定的作用。

山楂有较高的营养和医疗价值，被人们视为“长寿果品”，中老年人常吃山楂，可增强食欲，有助于消化，降低血压和胆固醇，预防动脉粥样硬化，改善睡眠，增强机体的免疫力，具有抗癌防衰，延年益寿的作用。

【文献记载】

我国历代医学家把山楂视为治病的良药，并根据临床实践对其药用价值进行了研究与论述，现选录如下。

唐代医学家李绩等在其编撰的《唐本草》中云，山楂“汁服主利，洗头及身上疮痒”。

宋代医学家苏颂等在其编撰的《本草图经》中谓，山楂“治痢疾及腰疼”。

明代医学家陈嘉谟在其编撰的《本草蒙筌》中曰，山楂“行结气，疗症疝”。

明代医学家兰茂在其编撰的《滇南本草》中言，山楂“消肉积滞，下气；治吞酸，积块”。

清末名医张锡纯在其编著的《医学衷中参西录》中说：“山楂，若以甘药佐之，化瘀血而不伤新血，开郁气而不伤正气，其性尤和平也。”

清代医学家叶天士在其编撰的《本草再新》中云，山楂“治脾虚湿热，消食磨积，利大小便”。

古代的食疗专著《食鉴本草》称，山楂“化血块，气块，活血”。

古代的药物学专著《日用本草》载，山楂“化食积，行结气，健胃宽膈，消血痞气块”。

【适宜应用】

中医学认为，山楂性微温、味甘酸，入脾、肝、胃经，具有消食化积、化痰行气、活血散瘀、通调血脉、降脂减肥、杀虫解毒等功效，适应痰饮、恶心呕吐、肉食滞积、食欲不振、泄泻、胃脘腹痛、食物中毒、症瘕积聚、肠风下血、产后腹痛、恶露不尽、瘀血闭经、疝气疼痛等病症。

现代医学研究发现，山楂可防治消化不良、肝炎、肠炎、高脂血症、肥胖症、冠心病、高血压等病症。

据现代医学研究发现，山楂能防止病毒感染。

温馨提醒

山楂性温、味酸，故凡脾胃虚弱、胃酸过多、胃十二指肠溃疡、消化性溃疡、龋齿及服用滋补药品期间均应忌服；山楂不宜与黄瓜、柠檬等维生素C含量高瓜菜同食，以免维生素C被分解、破坏；山楂也不可与海鲜、人参同食，以免引起不良反应。

鲜山楂要少吃，因为鲜山楂中含的鞣酸与胃酸结合容易形成胃石，难以消化，尤其是胃肠功能弱的人更应慎食，以免引起胃溃疡、胃出血甚至胃穿孔。

最好将山楂煮熟后再吃，但山楂加热后会变得更酸。儿童不宜食用，因为儿童正处于牙齿更替时期，常食山楂或山楂片、山楂糕，对牙齿生长不利；孕妇也不宜食用，山楂有刺激子宫收缩的作用，有可能诱发流产。

健康人山楂也不宜食用过多，最好食后还要注意及时漱口，以免对牙齿的损害。

山楂的食疗功效

近几十年来，国内外有关专家运用现代科学技术对山楂进行了各方面的研究，对其的药理研究结果概述如下。

山楂具有降脂减肥的健美作用

据现代药理学研究表明，山楂所含的枸橼酸、苹果酸、脂肪酶等物质，促进胃肠的消化功能，提高蛋白分解酶的活性，提高机体内脂肪的分解，具有降低血脂，减肥瘦身的健美功用。

临床上曾用山楂治疗中老年人高脂血症 83 例，其中降低胆固醇有效率 69.49％，降三酰甘油有效率 80.28％，并能改善食欲不振、血压偏高、神疲乏力等症状。

由此可见，肥胖症、高脂血症等患者常吃山楂对疾病康复大有益处。

山楂有抗菌作用，是治疗痢疾的良药

据现代药理学研究表明，山楂煎剂及乙醇提取物对大肠杆菌、变形杆菌、福氏痢疾杆菌、宋内氏痢疾杆菌均有抗菌作用；焦山楂煎剂体外试验也对大肠杆菌、绿脓杆菌、各种痢疾杆菌及金黄色球菌、炭疽杆菌等均有明显的抑制作用。

齐齐哈尔医学院曾用山楂 100 克水煎服，治疗急性菌痢 30 例，除 3 例无效外，其余均治愈或好转。也可用焦山楂 120 克，水煎服，每日 1 剂，治疗菌痢 24 例，其中治愈 20 例，临床治愈 3 例，好转 1 例。

由此可见，山楂是治疗痢疾的良药。

山楂是防治冠心病、高血压的佳果

据现代药理学研究表明，山楂所含的黄酮类、三萜类、齐墩果酸、乌素酸等成分具有扩张血管，增大心室和心运动振幅及冠状动脉血流量，改善心脏活力，降低血清胆固醇和降低血压，兴奋中枢神经系统，可防治冠心病、高血压、血管性神经官能症、颤动性心律失常等症。

有关医生临床上曾用山楂治疗冠心病 110 例，其中 98 例有不同程度改善，12 例无效，总有效率 90%，显效率为 43%。也用山楂糖浆治疗高血压患者 50 例，其中显效 35 例，有效 12 例，总有效率为 94%。

由此可见，山楂是治疗冠心病、高血压的佳果，平时常吃山楂对疾病康复有重要意义。

山楂是治疗妇女闭经的“妙药”

据有关临床报道，曾用山楂治疗妇女闭经（月经过期不通）82 例，治愈 44 例，好转 38 例，总有效率为 100%。山楂是治疗妇女闭经的“妙方”。

治疗方法：将山楂肉 45 克放入锅内，倒入两碗清水，先用大火煮沸后，再改用文火煮至 1 碗，加入红糖 30 克，略煮沸溶化，即可服用。每日 1 剂，分早、晚 2 次空腹服用，于经期过后第 1～2 日开始服，可连服 2～3 剂。

山楂具有排内毒、防辐射的功用

据现代药理学研究表明，山楂中所含的奎尼酸等成分，能直接进入肝脏，能提高人体的新陈代谢，有助于人体排泄掉在消化及排泄过程中产生的代谢废物及毒素，如尿酸、尿嘌呤等。

据最新研究，山楂中含的果胶高达 6.4%，为所有水果之首，具有防辐射物质的作用，能从体内带走锶、钴、钯等放射性元素，以免机体组织细胞受辐射损害，以维护机体组织的正常生理功能。

因此，电脑工作者、经常接触辐射的工作者等常食山楂，具有排内毒、防辐射的功用，对人体健康大有益处。

山楂是治疗绦虫的"灵丹"

据有关临床报道，曾用山楂治疗绦虫，有效率可达 100%，真是治疗绦虫的"灵丹妙方"。

治疗方法：取 1 千克新鲜山楂洗净后，从当天下午 15 时开始嚼服至晚上 10 点，禁吃晚饭及任何食物。次日清晨，再用 100 克槟榔放入锅内，倒入 2 碗清水，先用大火煮沸后，再改用小火煮至 1 碗，即可服用。服后卧床休息，如有便感时，要忍一会再去大便，即可排出完整的绦虫。如冬天大便桶内宜倒入适量温水，这样可避免绦虫遇冷收缩而影响治疗效果。

山楂具有防癌、抗癌的功效

据现代药理学研究表明，山楂中含有的黄酮类、牡荆素等成分，具有防癌、抗癌的功效的活性，能促进免疫细胞杀灭癌细胞的活性，提高巨噬细胞的吞噬能力；在胃液的 PH 条件下，山楂提取液能够消除合成亚硝胺的前体物质，即能阻断合成亚硝胺，对黄曲霉素 B_1 的致突变作用有显著抑制效果，可能对预防肝癌有重要意义。

据有关动物实验也证明，山楂片水煎液对大鼠和小鼠体内合成甲基苄基亚硝胺诱癌有显著的阻断作用，可抑制小鼠艾氏腹水癌细胞作用，能延长患有癌症动物的寿命。

有关专家曾在临床上用山楂提取液对子宫癌早期患者恶露不尽，大肠癌等癌症的治疗，均获得一定的效果，其中对人的子宫颈癌 TCC－26 抑制率可达 70%。

山楂营养保健养生美食

山楂鲜汁

原料：鲜熟山楂150克，柿子(熟红者)2个。

制法：(1) 将山楂用凉开水洗净，去除内核；柿子用凉开水洗净，去皮、内核，切成小块，备用。

(2) 把山楂块、柿子块放入榨汁机内，榨取原汁，即可饮用。

特点：色红汁艳，甜酸可口。

服用：每日1剂，当饮料1次饮完。现做现饮，以免变质。

功效：开胃消食、增强体质、预防疾病。常服可预防病毒感染。

适应证：消化不良、肝炎、易患流感。

山楂苹果鲜汁

原料：鲜山楂果1杯，红富士苹果1～2个。

制法：(1) 将山楂果用凉开水洗净，除去内核；苹果用凉开水洗净，去皮、核，切成条块；备用。

(2) 把山楂果、苹果块分别放入榨汁机内，榨取原汁，即可饮用。

特点：清酸香甜。

服用：每日1剂，当饮料1次饮完。现做现饮，以免变质。

功效：开胃消食、降脂减肥。

适应证：肥胖症、高脂血症、冠心病、高血压等。

南北水果鲜汁

原料：鲜山楂果1杯，葡萄1串(约50克)，新鲜菠萝150克，鲜枣15枚，生梨1只。

制法：(1) 将山楂果洗净，去内核；葡萄去梗、洗净；菠萝去皮，切成长块，用盐水浸泡片刻；鲜枣洗净，去内核；生梨洗净，去皮、核，切成长块；备用。

(2) 把葡萄、菠萝块、山楂果、鲜枣、生梨块分别放入榨汁机内，榨取原汁，即可。

特点：香甜酸美。

服用：每日 1 剂，当茶 1 次饮完，现做现饮，以免变质。

功效：养血益气、强壮筋骨，南北水果融合，营养价值更高。

适应证：过度疲劳、体倦乏力、未老先衰、气血两虚、神经衰弱、气短乏力、癌症等。

山楂蔬果色拉

原料：鲜红山楂 50 克，球生菜 50 克，青甜椒半个，生梨 1 个，橘子 1 个。

调料：蜂蜜 30 克，白醋 5 克，精盐、色拉酱各适量，橄榄油少许。

制法：(1) 将山楂用凉开水洗净，沥干水分，去除内核，切成小块；生菜用凉开水洗净，沥干水分，切成小片；青甜椒去蒂、籽，用凉开水洗净，切成小块；生梨用凉开水洗净，沥干水分，去皮、除内核，切成小块；橘子用凉开水洗净，沥干水分，去皮剥瓣；备用。

(2) 把生菜片、青甜椒块放入碗内，加入精盐拌匀腌片刻，沥干水分；白醋、蜂蜜、色拉酱放入碗内拌匀成调味酱；备用。

(3) 将山楂块、生菜片、青甜椒块、生梨块、橘子瓣放入盆内，倒入调味酱调好口味，淋上橄榄油拌匀，即可食用。

特点：五颜六色，酸甜带咸，别具风味。

功效：开胃消食、通便排毒、降脂减肥。

适应证：食欲不振、消化不良、肉食滞积、高脂血症、肥胖症、高血压、冠心病、癌症等。

备注：糖尿病患者不宜食用。

山楂蜜膏

原料：山楂适量。

调料：蜂蜜 500 克。

制法：(1) 将山楂洗净，去内核，沥干水分，用榨汁机榨出原汁 1 000 毫升，备用。

(2) 把山楂汁、蜂蜜放入锅内，用文火煮边煮边拌至沸，熄火冷却后贮瓶密封，放入冰箱冷藏约 15 天结成膏状，即可服用。

特点：清酸甜蜜。

服用：每日 2 次，每次 1 匙，用开水调服。

功效：消食化积、化痰行气、活血散瘀。

适应证：痰饮、消化不良、泄泻、肝炎、冠心病(心区不适)、淤血闭经、神经衰弱等。

备注：糖尿病、高脂血症、肥胖症等患者不宜食用。

山楂健美茶

原料：山楂 15 克，冬瓜皮、槐角各 18 克，乌龙茶 6 克。

制法：每次先将一半的冬瓜皮、槐角、山楂放入锅内，倒入 2 碗半清水，煎至 1 碗，用煎汁冲泡 3 克乌龙茶，即可服用。

服用：每日 1 剂，分 2 次水煎，冲泡服用。

功效：减肥祛脂、瘦身健美。

适应证：单纯性肥胖症、高脂血症、高血压、冠心病等。

山楂康复食疗妙方

方一

适应证：食积呕吐。

妙方：山楂 10 克，炒大麦芽 15 克。

用法：将上物放入锅内，倒入 2 碗清水，煎至 1 碗，即可服用。

服用：每日 1 剂，2 次水煎服。

功效：健脾、化食、止吐。

方二

适应证：痢疾初起。

妙方：山楂 30 克，红、白糖各 15 克，细茶 5 克。

用法：将前三味放入锅内，倒入 3 碗清水，煎至 1 碗，冲泡细茶，即可服用。

服用：每日 1 剂，2 次水煎冲泡服用。

功效：健脾和胃、涩肠止泻。

方三

适应证：胆囊炎。

妙方：山楂、柿叶、葫芦叶各 15 克。

用法：将上物放入锅内，倒入 2 碗清水，煎至 1 碗，即可服用。

服用：每日 1 剂，2 次水煎服。

功效：利湿疏肝、健脾利胆。

方四

适应证：高脂血症。

妙方：山楂、杭菊各 10 克，决明子 15 克。

用法：将上物放入锅内，倒入 3 碗清水，煎至 2 碗，即可服用。

服用：每日 1 剂，2 次水煎，当茶饮服。

功效：健脾、利湿、降脂。

方五

适应证：高血压兼有冠心病患者。

妙方：生山楂片、草决明各 15 克，菊花 5 克。

用法：将上物放入杯内，用沸水冲泡半小时后，即可服用。

服用：每日 1 剂，多次冲泡，当茶饮服。

功效：平肝降压、降脂宽胸。

方六

适应证：小儿疳积。

妙方：新鲜山楂（去核）10 克，新鲜白萝卜 15 克，白糖少许。

用法：将山楂、白萝卜洗净，用开水烫一下，取出捣烂，加入白糖拌匀，1 次服食。

服用：每日 3 次，连食 3～5 天。

功效：开胃、健脾、消食。

桑葚 ——滋阴益肾、补肝明目

话 说 桑 葚

桑葚又称桑果、桑实等，为桑科落叶乔木桑树的成熟果实。桑葚原产于我国，生于山坡、丘陵、田野、村旁等处，已有数千年的栽培历史。全国大部分地区均有种植，主要产地为江苏、浙江、湖南、河北等省。桑葚四月间叶花同时开放，花淡绿色，果期 5～6 月，果实未熟为绿色，成熟后变为黑紫色或紫褐色。桑葚成熟后变为黑紫色时采收，晒干或蒸后晒干。

【历史概述】

桑葚是我国古老的果树之一，我国商、周时期，即有桑葚的栽植，已有 3 000 多年的栽培历史。早在商代的甲骨文中，就有“桑、蚕”等字形。相传黄帝的妃子嫘祖，聪明能干，刻苦劳作，发明了养蚕缫丝。开始在中原地区种桑养蚕。

我国最早的一部诗歌集《诗经》收有西周时代的诗歌 300 余首，其中多次提到“桑”，如“十亩之间合。桑者悠悠兮”，“十亩之处兮，桑者泄泄兮”。从中可以看出在春秋战国时代，已经出现规模较大的桑园。当时孟子大力宣传种桑养蚕的好处，曾说“八口之家可以无饥矣”、“五十者可以衣帛矣”。

到秦汉时代，种桑养蚕和丝绸纺织的技术已相当进步。公元二世纪西汉时期，出现了“丝绸之路”，开始了精美的丝绸向传入南亚、中亚和欧洲的传播。三国、南北朝时期，我国北方地区长期战乱，大片田园荒芜，桑蚕业重点移至长江流域，尤其是江南太湖地区。到了唐朝时期，江南太湖地区不仅成为我国种桑养蚕桑的兴盛地方，也是丝绸纺织的重要之地，一直延续至今。

种桑养蚕是我国历代农业发展的方向，常用“桑梓”、“桑榆”、“桑麻”、“沧海桑田”等来突出家乡农事“桑”的重要地位。正如古诗云“开轩面场圃，把酒话桑麻”，“莫道桑榆晚，为霞尚满天”。

桑树不仅可以造林树种，优美环境，也是建房、制家具的优质木材；更重要的是桑叶可以养蚕发展丝绸纺织工业，桑葚则是一种营养丰富的果品。

【烹饪简介】

桑葚是一种椭圆形的小浆果，表面有无数肉粒突起，有白色和紫黑色二种。成熟时饱含浆液，鲜食以紫黑色为补益上品，其味酸甜，清香可口。汁浓似蜜，香甜可口。

桑葚虽为水果，但过去人们都将桑葚视为野果，一般水果店里没有购买。在我国农村，当桑树结桑葚时，人们可不花一分钱便随意采摘桑葚吃个饱，也不会有偷吃的嫌疑。

现在，精明的商人已到农村收购桑葚买给城里人，还把桑葚制成桑葚汁、桑葚酱、桑葚酒，酸甜可口，一上市深受当地广大消费者的欢迎。

阿富汗出产的桑葚，个子大如杏，味道像草莓，又像荔枝，他们把桑葚晒干制粉，做成窝窝头般的食品，成为冬天的口粮。

桑葚因其含有较多的鞣酸，故熬煮桑葚膏时应忌用铁器，以免与铁引起不良反应。

选购小窍门

选购桑葚，要以果大成熟，肉质肥厚，色泽紫红色，味甜糖分足者为佳品。

【营养价值】

桑葚营养丰富，素有“民间圣果”之称，也是我国历代皇帝御用的滋补品。

桑葚含有丰富的活性蛋白、氨基酸、胡萝卜素、硫胺素、核黄素、维生素C、维生素E、维生素、钙、磷、铁、铜、锌、膳食纤维、果糖、葡萄糖、苹果酸、亚油酸、磷脂酸、矢车菊苷等营养物质，其营养价值是苹果的5～6倍，是葡萄的4倍，被医学界誉为“21世纪的最佳保健果品”。

桑葚所含有的胡萝卜素有明目、保护视力的作用，常食可以缓解眼睛疲劳及干涩的症状。

桑葚所含的维生素、矿物质等成分，有延缓衰老、改善皮肤（包括头皮）血液供应，营养肌肤等作用，常食可使皮肤白嫩、须发乌黑的养颜美容功用。

桑葚所含有的亚油酸、磷脂酸、矢车菊苷等药用成分，能提高人体免疫力，促进新陈代谢，预防动脉硬化、骨骼关节硬化，对贫血、神经衰弱、高脂血症、高血压、冠心病、糖尿病等病症具有良好的辅助治疗作用。

【文献记载】

我国历代医学家把桑葚视为治病的良药，并根据临床实践对其药用价值进行了研究与论述，现选录如下。

我国第一部由国家颁行的药典《唐本草》载，桑葚“单食主消渴”。

明代著名的医药学家李时珍在其所著的《本草纲目》中言，桑葚“捣汁饮，解酒中毒。酿酒服，利水气，消肿”。

明代医学家兰茂在其编撰的《滇南本草》中叙，桑葚“益肾藏而固精，久服黑发明目”。

清代医学家王士雄在其编撰的《随息居饮食谱》中曰，桑葚“滋肝肾，充血液，祛风湿，健步履，息虚风，清虚火”。

清代医学家黄宫绣在其编撰的《本草求真》中云，桑葚“除热养阴，乌须黑发”。

【适宜应用】

中医学认为，桑葚性寒，味甘酸，入肝、肾经，具有滋阴益肾、补肝明目、生津止渴、补血养颜等功效，适应头晕目眩、目暗耳鸣、口渴烦热、失眠多梦、须发早白、津亏血少、消渴、肠燥便秘、血虚便秘、血虚精亏、肝肾阴亏、腰膝酸软、关节不利等病症。

现代医学研究发现，桑葚可防治头晕目眩、耳鸣、失眠、贫血、冠心病、习惯性便秘等病症。

温馨提醒

未成熟的桑葚不能食用。桑葚因性寒，故凡脾虚便溏者不宜食用。糖尿病患者慎食。

桑葚因含有较多的鞣酸，会影响人体对铁、钙、锌等物质的吸收，故少年儿童不宜多食。桑葚因含有溶血性过敏物质及透明质酸，故健康人也不宜多食，以免引起溶血性肠炎。

桑葚与鸭肉、鸭蛋相克，两者不宜同食，以免引起不良反应。

桑葚的食疗功效

近几十年来，国内外有关专家运用现代科学技术对桑葚进行了各方面的研究，对其的药理研究结果概述如下。

桑葚是滋阴益肾、补肝明目的良药

据有关动物实验证明，桑葚煎剂能显著降低红细胞膜 Na^{+}、K^{+}-ATP 酶活性。Na^{+}、K^{+}-ATP 酶与机体释放能量、供 Na^{+} 和 K^{+} 的主动转运有关。有关专家研究认为，桑葚能降低该酶的活性可能是其滋阴作用的机制之一。

我国历代医学家认为，桑葚是一味滋阴益肾、补肝明目的良药，对治疗由肝肾阴虚引起的头晕目眩、目暗耳鸣、老年耳聋、失眠多梦、消渴、腰膝酸软等症，均获得良好的疗效。

因而，肝肾阴虚者常食桑葚对身体康复大有裨益。

桑葚是增强免疫力、预防疾病的佳果

据桑葚煎剂经动物实验证明，能增强动物体免疫功能，激发 T 细胞和脾脏 B 细胞的转化功用，提高动物体内酶的活性，延缓细胞衰老，防止血管硬化，抑制有害物质的生成，增强抗寒、耐劳能力，提高预防各种疾病的能力。

因此，桑葚是增强免疫力、预防疾病的佳果。

桑葚具有抗疲劳、抗衰老的功效

近年来，据美国哈佛大学辛克莱教授研究发现，桑葚中所富含一种白藜芦醇的成分，是一种抗氧化剂，对细胞 NADPH、Fe-抗血酸酯及 Fe-微粒体系统中发生的脂质过氧化反应和细胞内源生成的自由基可产生很强的抗氧化作用，清除和淬灭细胞氧化应激中生成的活性氧介质，白藜芦醇也可以抵御活性氧介质对 DNA 的损伤并且防止细胞膜发生脂质过氧化反应，具有抗疲劳、抗衰老的功效。

据有关专家调查发现，世界长寿之乡黑海之滨的亚沙巴赞山区，大多数人能活到 100 多岁，有的还能活到 140 岁以上。尽管百岁老人，但精力充沛，身体健康，每天还干农活，其中一个养生秘诀就是每天早、中、晚都要喝上两碗桑葚汁。

专家研究认为，亚沙巴赞山区之所以能长命百岁与每天喝桑葚汁有关。桑葚营养丰富，具有防止疲劳，能够使精力充沛，延缓衰老，身体保持年轻的状态的作用。桑葚所富含的白藜芦醇可以影响脂类及花生四烯酸代谢，阻止低密度脂蛋白氧化，抗血小板聚集，具有预防各种老年性疾病的特殊功效。

由此可见，桑葚具有抗疲劳、抗衰老、延年益寿的功效。

桑葚是排毒通便，防治便秘的“灵丹”

据现代药理研究证明，桑葚含有丰富的膳食纤维，它不仅能增强肠胃道的消化能力，还能在肠道中吸收水分，使肠内容物膨胀，增加大便量，并能刺激结肠的蠕动，引起便意，帮助机体及时排泄代谢毒素，有排毒通便、防治便秘、预防肠道疾病的发生的作用，尤其对治疗肠燥便秘、血虚便秘、老年性便秘、习惯性便秘具有显著的疗效。因此，桑葚是排毒通便，防治便秘的“灵丹”。

桑葚营养保健养生美食

桑葚枸杞粥

原料：桑葚 30 克，枸杞子 30 克，大米 50 克。

制法：将桑葚、枸杞子、大米洗净，一起放入锅内，倒入适量清水，用文火熬成稀粥，即可食用。

服用：每日 1 剂，分 2 次温服食。

功效：益肾养心、通脉宽胸。

适应证：冠心病、头晕目眩、目暗耳鸣、肝肾阴亏、失眠多梦、血虚精亏等。

桑葚核桃粥

原料：桑葚 30 克，核桃肉 6 枚，大米 75 克。

制法：将桑葚、核桃肉、大米洗净，一起放入锅内，倒入适量清水，用文火熬成稀粥，即可食用。

服用：每日 1 剂，分 2 次服食。

功效：补肝益肾，降低放化疗反应。

适应证：肝癌放疗、化疗后反应严重。本方资料来自《集验方》，为抗癌康复食谱，配合药物治疗会有一定的效果。

桑葚安神汤

原料：桑葚、枸杞子各15克，龙眼肉20克，炒枣仁12克。

调料：红糖适量。

制法：将桑葚、龙眼肉、炒枣仁、枸杞子放入锅内，倒入适量清水，先用大火煮沸后，再改用文火煮半小时，加入红糖调味，即可饮用。

特点：汁浓甘甜。

服用：每日1剂，分2次食服。

功效：养血安神、滋阴益肝、补肾养心。

适应证：头晕头痛、心悸失眠、烦躁易怒、腰膝酸软、神经衰弱、肝肾阴虚等。

备注：糖尿病、高脂血症、肥胖症等患者不宜食用。

桑葚滋阴蜜膏

原料：新鲜桑葚1 000克。

调料：蜂蜜250克。

制法：将桑葚洗净，用清水分2次煎煮，过滤去渣取汁，用文火浓缩至稠汁，加入蜂蜜边煮边调成膏状，即可食用。待温热时，贮瓶备用。

特点：甜蜜可口。

服用：每日2～3次，每次1～2匙，用开水冲服。

功效：滋阴养血、润肠通便。

适应证：年老体弱、气血虚亏、血虚津枯所引起的便秘等。

备注：糖尿病、高脂血症、肥胖症等患者不宜食用。

乌发长春酒

原料：桑葚、旱莲草各60克，女贞子80克，黄酒1 500克。

制法：将旱莲草、女贞子切碎，桑葚捣烂，三味一起放入纱布袋内，扎牢袋口，放入酒坛内，倒入黄酒密封浸泡15天，每天振摇1～2次，即可服用。

服用：每日2次，每次空腹服30毫升。

功效：补肝益肾、乌发抗衰、滋阴清热。

适应证：由肝肾虚亏所致的早生白发、头晕目眩、阳虚潮热、血虚经漏、腰膝酸软等。

备注：凡阳虚畏寒者忌服。本酒色黑，服后会染黑牙齿，故每次服后需刷牙，以免影响美容。

桑葚滋补酒

原料：桑葚 120 克，万年青 150 克，熟地黄 100 克，山药 200 克，黑芝麻 60 克，花椒、南烛子各 30 克，白果 15 克，白酒 2 000 克。

制法：将上各味切碎，纳入纱布袋内，扎紧袋口，放入酒坛内，倒入白酒密封，每日振摇 1 次，浸泡 2 周，即可服用。

服用：每日 2 次，每次服 20 毫升。

功效：滋补肝肾、养血益精、乌发聪耳。

适应证：肝肾虚亏、精血不足所致的头晕目糊、须发早白、毛发干枯、耳聋耳鸣、腰膝酸软、未老先衰等。

桑葚康复食疗妙方

方一

适应证：失眠。

妙方：桑葚 15 克。

用法：将上物放入锅内，倒入 2 碗清水，煎至 1 碗，即可服用。

服用：每日 1 剂，2 次水煎服。

功效：滋阴补肝、益肾安眠。

方二

适应证：头晕眼花、头发早白、眩晕等。

妙方：新鲜桑葚 500 克，枸杞子 250 克，蜂蜜适量。

用法：将桑葚洗净，捣烂，枸杞子洗净，一起用瓷器锅水煎成稀膏，调入蜂蜜拌匀熬至稠，贮瓶备用。

服用：每日 3 次，每次服 2 汤匙。

功效：滋阴益肾、补肝明目、养颜乌发。

方三

适应证：贫血。

妙方：新鲜桑葚50克，桂圆肉30克。

用法：将上物放入锅内，倒入2碗清水，炖至1碗至熟烂，即可服用。

服用：每日1剂，分2次温服。

功效：滋阴养血、补肝益肾。

方四

适应证：自汗、盗汗。

妙方：桑葚15克，五味子10克。

用法：将上物放入锅内，倒入2碗清水，煎至1碗至炖烂，即可服用。

服用：每日1剂，分2次温服。

功效：滋阴益肾、补肝止汗。

方五

适应证：习惯性便秘。

妙方：新鲜桑葚适量。

用法：将桑葚洗净，捣烂绞取原汁，现做现饮。

服用：每日早、晚各服1次，每次服50毫升，连服数日。

功效：滋阴、润燥、通便。

方六

适应证：由阴血不足所至的肠燥便秘。

妙方：桑葚50克，黑芝麻、肉苁蓉各15克，炒枳壳10克。

用法：将上物放入锅内，倒入3碗清水，煎至1碗，即可服用。

服用：每日1剂，2次水煎服。

功效：滋阴养血、润燥通便。